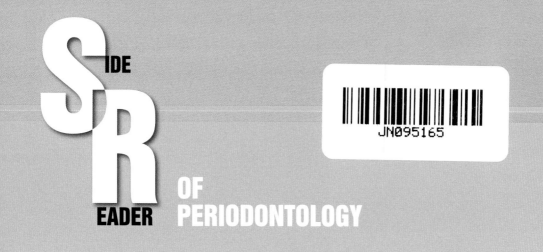

SIDE
READER OF
PERIODONTOLOGY

JN095165

歯周病学
サイドリーダー　第6版

沼部幸博

学建書院

は じ め に

　御覧頂いていますように，おそらく本書は歯周病学の教科書ではなく，また参考書でもない．たとえるならば，歯周病学に関連する知識を散りばめたガイドブックという位置づけが正しい気がします．

　まず本書の執筆にあたり，歯周病学または歯周病治療学を学んでいる歯学部の学生のおかれている現状に目を向けました．

　現在，歯科大生に求められる知識の多くは，CBT と OSCE などの共用試験および歯科医師国家試験の出題内容に関連するものに代表されています．そしてそれらの背景には，前者では歯科医学モデルコアカリキュラム，後者では歯科医師国家試験出題基準があり，学生が取り組む対象となる学習範囲，量は膨大となっています．

　さらに歯科医師国家試験の難易度がますます高まり，より精密な知識を必要とされる昨今の傾向を受け，本書では，学生が多くのことを学習，理解し，正確に記憶するうえでの足がかり，または道標(みちしるべ)となる知識をできる限り盛り込もうと考えました．

　これまで担当してきた講義などでの学生の意見から，配付資料は統一感があり，目で見てわかりやすいものを常に求めていることが伺えていました．よって，本書ではなるべく図表を多用し，内容の詳細を犠牲にしてでも，理解しやすく，また何度でも見返し，記憶しやすいものを掲載することに努めました．

　その際に，これまで発刊されている多くのすばらしい教科書・専門書を参考にさせて頂き，改めて日本の歯周病学の教科書のレベルの高さを感じることができました．

　本書が，歯周病学をこれから学ぶ学生にとっては，その概要を理解するために，歯周病学のすべてを学んだ方々にとっては知識の整理と共用試験や歯科医師国家試験での成功を勝ち取ることに利用されれば，著者としては望外の喜びです．さらに教科書を読むためのサポート役としても本書を活用していただければ，文字どおり「サイドリーダー」の名に恥じない役割をはたすものと信じています．

　2020 年 9 月

沼 部 幸 博

もくじ

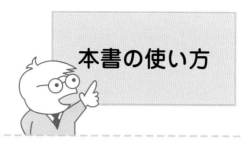

本書の使い方

◦本書は，すでに覚えている知識を確認するため，そして苦手な領域の内容を繰り返し覚えるためのものです．1ページ目からめくるのではなく，最初は得意な領域から苦手な領域へと進めていってください．

◦地理や歴史の勉強と同じで，さまざまな用語や定義は繰り返し覚えなくてはなりません．覚えると面白くなってきます．

◦歯周病学もさまざまな知識が，基礎から臨床に向けてつながっています．ページを行ったり来たりしながら，図表を見比べてみましょう．

◦図表には必要最低限の知識が書かれています．

◦図表に関連する内容は，「学習のポイント」，「本項目のポイント」を読んでください．

◦ここをチェック!! には筆者からのアドバイスなどが書かれています．

◦わからない用語をみつけたら索引から別のページを検索してみてください．

◦国家試験出題基準との関連は，巻末の対照表を見てください．

◦これをもっと知りたいと思った内容があったら，迷わず教科書（成書）を読みましょう．

☺

お気づきの点がありましたら編集部までお知らせください．

1　歯周組織の構造

学習の
ポイント

歯周組織は，形態から組織学的な構造，機能まで，覚える内容が多い．とくに各部の名称は，絵と関連づけて覚えるとよい．歯肉上皮では扁平上皮構造の違いや付着様式とターンオーバー，歯根膜では線維の走行，部位による幅の違いとコラーゲン成分，歯槽骨では固有歯槽骨の特徴，骨の改造現象，セメント質では成分や厚さなどを把握する．

本項目の
ポイント

歯周組織とは

歯を支持する組織の総称である．

歯肉(上皮，固有層)，**歯根膜**，**歯槽骨**，**セメント質**の4つをいう．

**歯周組織の
構成と特徴**

歯　肉

分　類

歯肉は，**遊離歯肉**，**付着歯肉**，**歯間部歯肉**に分類される．

遊離歯肉とは，歯肉縁から遊離歯肉溝までの幅約1 mmの歯肉をいう．遊離歯肉の内面は，歯肉溝上皮および接合上皮により形成され，深さ約1 mmの歯肉溝が存在する．

付着歯肉とは，歯肉溝底部から歯肉歯槽粘膜境までの歯肉をいい，非可動性である．健康な付着歯肉表面には，オレンジの皮の表面のような小窩であるスティップリングが多数認められる．スティップリングは歯肉の炎症により消失する．付着歯肉の幅は，一般に，下顎犬歯および第一小臼歯部で最も狭い．

隣接する歯と歯が正常な接触点を有する場合，接触点の直下の歯肉は陥凹した形態で，コルとよばれ，角化していない(非角化上皮)．

組織学的特徴

歯肉上皮は，角化または錯角化した重層扁平上皮である．歯肉固有層側から口腔に向かい，**基底細胞層**，**有棘細胞層**，**顆粒細胞層**，**角化層**の4層で構成される．

歯肉上皮は，その下部の結合組織の固有層に突起を延ばし，上皮突起または上皮脚(rete peg)とよばれる．歯肉上皮細胞は，ほとんどが角質(ケラチン)形成細胞であるが，そのほか，メラニン産生細胞，ランゲルハンス細胞，メルケル細胞や炎症性細胞(好中球やリンパ球)などが含まれる．

上皮と結合組織の境界には，基底膜がある．超微細構造的には，基底板とよばれる．上皮の基底細胞は，ヘミデスモゾーム結合とよばれる接着装置で，基底板と結合組織とに接着している．

基底板には，Ⅳ型コラーゲン，ラミニンなどの糖タンパク，

① 歯周組織の構造

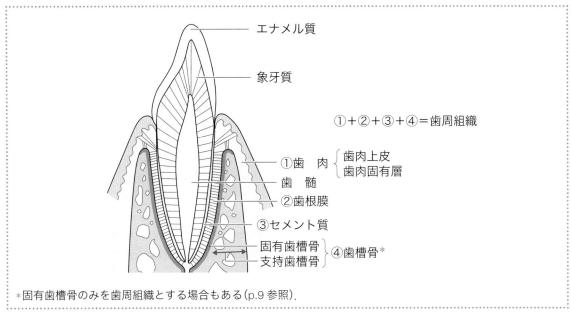

エナメル質

象牙質

①＋②＋③＋④＝歯周組織

①歯　肉 { 歯肉上皮
　　　　　 歯肉固有層

歯　髄

②歯根膜

③セメント質

固有歯槽骨 } ④歯槽骨＊
支持歯槽骨

＊固有歯槽骨のみを歯周組織とする場合もある(p.9 参照).

② 歯肉の名称

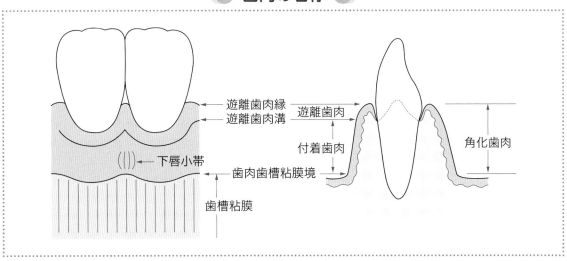

遊離歯肉縁

遊離歯肉溝

遊離歯肉

付着歯肉

角化歯肉

下唇小帯

歯肉歯槽粘膜境

歯槽粘膜

プロテオグリカンなどが含まれる.

歯肉結合組織は，線維，細胞，血管，神経よりなる.

その線維成分には，コラーゲン線維，細網線維(レチクリン線維)，弾性線維(エラスチン線維)，オキシタラン線維がある.

コラーゲン線維は，歯肉結合組織の大半を占め，歯周組織の機械的支持に大きな機能をはたす．歯肉結合組織線維のコラーゲンは，Ⅰ型およびⅢ型コラーゲンであり，Ⅴ型が少量含まれる.

歯肉の線維成分は，走行から，**歯・歯肉線維，歯槽・歯肉線維，歯・骨膜線維，歯間水平線維，輪状(環状)線維**に分類される.

歯肉結合組織の細胞成分は，健康な状態では線維芽細胞がその大部分を占める．線維芽細胞は，紡錘形を呈し，コラーゲン線維とほぼ平行にみられる．機能は，コラーゲン線維の合成が主体だが，コラーゲン線維の貪食も行うことから，コラーゲンの合成と分解の両方の機能を担っている．さらに歯肉結合組織中には，健康状態でも好中球，マクロファージ，肥満細胞，リンパ球などが少数観察される．歯肉のコラーゲンの代謝活性は皮膚と比較して高い.

❸ 付着様式

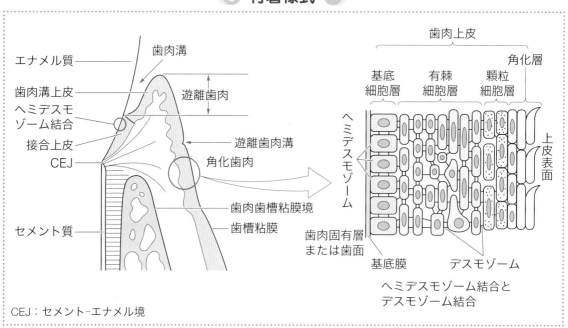

CEJ：セメント-エナメル境

(吉江弘正 ほか編：臨床歯周病学, 医歯薬出版, 2007)

④ 歯肉の角化の違い

角化層の存在は，物理的バリアーとなりうる．しかし，歯肉溝滲出液（GCF）や接合上皮中を遊走する好中球などが生理的透過性関門を構成している．

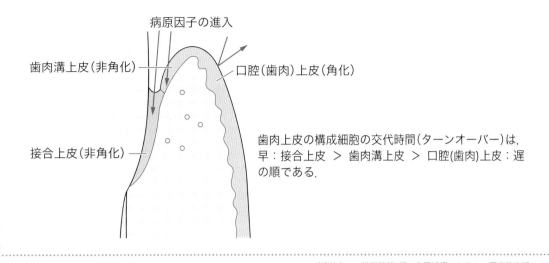

病原因子の進入

歯肉溝上皮（非角化）

口腔（歯肉）上皮（角化）

接合上皮（非角化）

歯肉上皮の構成細胞の交代時間（ターンオーバー）は，
早：接合上皮 ＞ 歯肉溝上皮 ＞ 口腔（歯肉）上皮：遅
の順である．

（鴨井久一・横塚繁雄 編：歯周補綴アトラス，医歯薬出版，1992）

⑤ 歯肉線維の走行

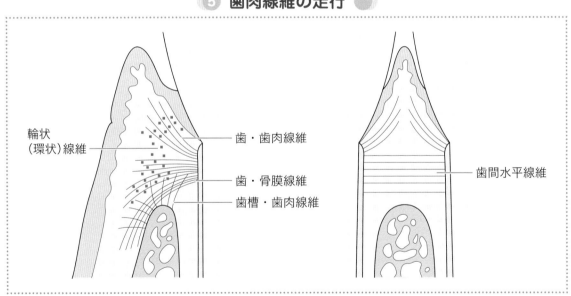

輪状（環状）線維

歯・歯肉線維

歯・骨膜線維

歯槽・歯肉線維

歯間水平線維

（吉江弘正 ほか編：臨床歯周病学，医歯薬出版，2007）

⑥ 歯周組織のコラーゲンの分布

歯周組織	コラーゲンタイプ	全コラーゲン量に対する比率(%)
健康歯肉	I，III，IV，V	91，9，わずか，わずか
歯根膜	I，III，IV	80，20，わずか(血管基底膜として)
歯槽骨	I，III	100，わずか
セメント質	I，III	95，＜5
歯肉上皮基底膜	IV	100

❼ コラーゲンの分子構造と組織分布

型	分子のα鎖組成	性質・分布
I	〔α1(I)〕₂α2(I)	骨，真皮，角膜，各臓器の間質に最も多い，成熟した線維
II	〔α1(II)〕₃	硝子軟骨，硝子体(眼)
III	〔α1(III)〕₃	多くの臓器組織でI型と共存，大動脈中膜，幼若な線維
IV	〔α1(IV)〕₂α2(IV)など	各臓器中の基底膜構造の骨格

歯肉と歯面との上皮性付着および線維性(結合組織性)付着

　歯肉溝を形成する接合上皮，歯肉溝上皮は非角化である．接合上皮は歯面と上皮性付着を形成し，発生学的に退縮エナメル上皮由来である．接合上皮は，基底細胞と有棘細胞をもち，付着歯肉の歯肉上皮にくらべ細胞間隙が広く，歯肉固有層の毛細血管から遊走してくる好中球や単球が認められる．接合上皮は，基底板を介して，接合上皮細胞のヘミデスモゾームの結合様式で歯面に付着している．歯根膜線維および歯肉線維は線維性付着(結合組織性付着)を構成し，セメント質への線維の封入を伴い，歯を支持する．

歯肉上皮の細胞交代時間(ターンオーバー)

　重層扁平上皮である歯肉では，基底層で分裂した細胞が分化しながら上の層に移動し，最後に角化層を経て口腔に剥落するターンオーバーを行う．この時間は，接合上皮で約5日と最も早く，歯肉溝上皮，歯肉上皮(10日～2週間程度)と遅くなる．歯肉に炎症が生じると，その時間は早くなる．

歯 根 膜

　セメント質と固有歯槽骨とを連結する線維性結合組織である．機能は，歯の歯槽窩への支持，咬合圧の緩衝，感覚受容器，セメント質への栄養供給などである．歯根膜の幅は，150～300μmで歯根の中央部1/3で最も狭い．

　歯根膜の線維成分は，大半が成熟したコラーゲン線維で，その両端はセメント質または固有歯槽骨内に埋入，シャーピー線維とよばれる．線維は，その走行と配列から，歯槽頂線維，水平線維，斜走線維，根尖線維，根分岐部(根間)線維に分類される．

　歯根膜には，少量の細網線維(レチクリン線維)，弾性線維(エラスチン線維)，オキシタラン線維がみられる．細胞成分は，線維芽細胞，セメント芽細胞，骨芽細胞，破骨細胞で，さらに上皮細胞であるマラッセ(Malassez)の上皮残遺がみられることもある．

　歯根膜のコラーゲンの代謝活性は，皮膚や歯肉と比較してかなり高い．

⑧ コンタクトエリア（接触域）直下のコルの構造

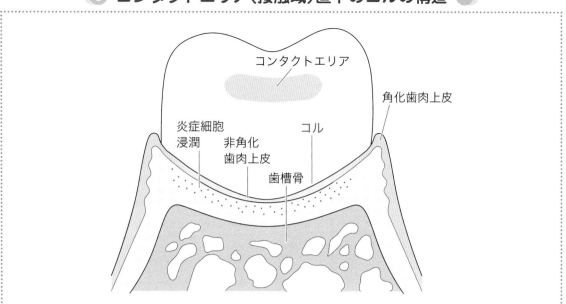

コンタクトエリア

角化歯肉上皮

炎症細胞
浸潤

非角化
歯肉上皮

コル

歯槽骨

⑨ 歯根膜線維の走行

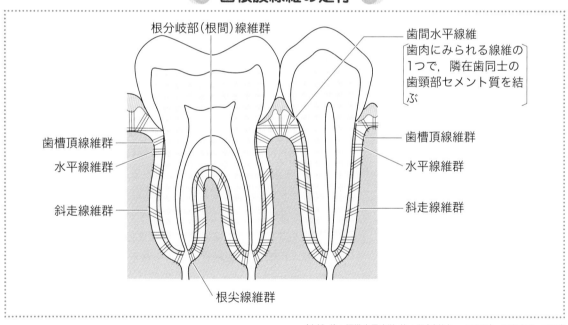

根分岐部（根間）線維群

歯間水平線維
〔歯肉にみられる線維の
1つで，隣在歯同士の
歯頸部セメント質を結
ぶ〕

歯槽頂線維群
水平線維群

歯槽頂線維群
水平線維群

斜走線維群

斜走線維群

根尖線維群

（高城 稔：標準歯周病学 第4版（鴨井久一 ほか編），医学書院，2005）

歯槽骨

歯が植立している部分，すなわち歯槽突起(上顎)および歯槽部(下顎)のことをいう．歯槽骨の歯槽内壁を形成する歯根膜線維が埋入する部分を，固有歯槽骨(束状骨)とよぶ．固有歯槽骨は，エックス線写真では歯根に近接する線状の不透過像，すなわち歯槽硬線または白線として観察される．固有歯槽骨を支持する，骨髄である海綿骨梁および歯槽骨外面の皮質骨を支持骨という．歯と歯の間の骨を槽間中隔，複根歯の根と根の間の骨を槽内中隔(根間中隔)とよぶ．

ほかの骨と同様に，歯槽骨でも骨芽細胞および破骨細胞により常に骨形成と骨吸収，すなわち骨改造現象が行われている．とくに歯の矯正移動時には，圧迫側で骨吸収，牽引側で骨添加が起こる．

セメント質

歯根をおおっている骨に類似した組織をいう．組成は，約50％が無機成分のハイドロキシアパタイト(三リン酸カルシウム)である．有機成分はコラーゲンが主体で，ほかに糖タンパク，酸性ムコ多糖，中性ムコ多糖が含まれる．セメント質の改造現象は，骨にくらべてわずかである．

厚みは，セメント-エナメル境付近で薄く(20〜50 μm)，根尖部付近で厚くなる(150〜200 μm)．セメント-エナメル境では，セメント質がエナメル質の一部を被覆しているもの，セメント質とエナメル質の辺縁が接しているもの，セメント質とエナメル質が接せずに象牙質が露出するものの，3種類がある．

セメント質には，**無細胞性セメント質**(原生セメント質，線維性セメント質)と**細胞性セメント質**(第二セメント質)の2種類があり，無細胞性セメント質は，歯根象牙質に接する薄い層で，細胞性セメント質より石灰化度が高い．細胞性セメント質では，セメント質中にセメント細胞が認められる．細胞性セメント質は，根尖側 1/3 で，比較的厚く存在する．

セメント質では，歯槽骨に認められるような改造現象はなく，加齢，機能的要求でセメント芽細胞によるセメント質添加が起こり厚くなるのみで，高度の炎症や咬合性外傷，過度の矯正力が加わった場合を除き，吸収は起こらない．

生物学的幅径

歯面と歯肉との付着の考え方として，生物学的幅径がある．この距離は約 2 mm で，常に保たれるべき距離とされる．

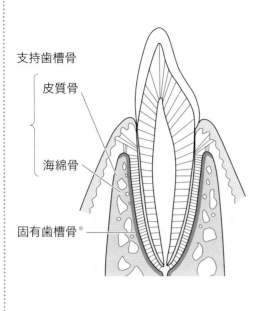

支持歯槽骨

皮質骨

海綿骨

固有歯槽骨*

＊シャーピー線維が埋入している一層緻密な骨の部分

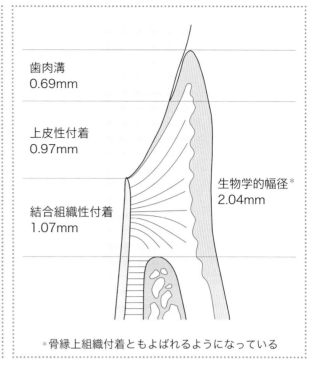

歯肉溝
0.69mm

上皮性付着
0.97mm

結合組織性付着
1.07mm

生物学的幅径*
2.04mm

＊骨縁上組織付着ともよばれるようになっている

ここを
チェック!!

　各歯周組織の構造，特徴を正しく理解することは，歯周病の病理や治療法を学ぶうえで必須である．
　シャーピー線維（歯根膜線維）が埋入している固有歯槽骨のみを歯周組織に分類する場合がある．

2　歯周組織の発生

**学習の
ポイント**

　各歯周組織の発生由来について理解する．歯周組織の発生由来のなかで，歯肉上皮だけが外胚葉由来である．またヘルトヴィッヒ(Heltwig's)上皮鞘からのエナメルマトリックスタンパク質は，歯周組織再生療法に用いられるエムドゲイン®の主成分である．

**本項目の
ポイント**

**セメント質，
歯根膜，
固有歯槽骨
の発生由来**

　神経堤から発生する外胚葉性間葉(外胚葉性中胚葉)に由来の間葉細胞は，歯小嚢を構成するが，その細胞が，それぞれセメント芽細胞，線維芽細胞，骨芽細胞に分化したのちに，セメント質，歯根膜，固有歯槽骨が形成される．

　なお歯胚の構成要素は，エナメル器，歯乳頭，歯小嚢である．

**歯肉の
発生由来**

　歯肉は，歯肉上皮と歯肉固有層で構成される．歯肉上皮はエナメル器，口腔上皮と同じく外胚葉に由来する．歯肉固有層は外胚葉性間葉に由来する．

**ヘルトヴィッヒ
上皮鞘**

　歯冠形成の終了後，エナメル器の下端部で上皮細胞が増殖することで出現する．そして象牙質の形成に関与後，離散，消失が始まる．残った一部の細胞は，マラッセ(Malassez)の上皮残遺となるが，ヘルトヴィッヒ上皮鞘の断裂，消失が始まると，エナメルマトリックスタンパク質が産生され，象牙質上で間葉細胞をセメント芽細胞に分化させ，セメント質をつくる．

**ここを
チェック!!**

　歯周組織の発生で，外胚葉性間葉という，どちらの由来か理解しにくいことばが出てくる．この理由として，神経堤は本来，外胚葉に由来するので，そこから発生した間葉を，あえて**外胚葉性間葉**とよぶ．

① 歯根膜とセメント質の発生

歯根膜線維の形成に伴い，セメント質の形成も起こる．

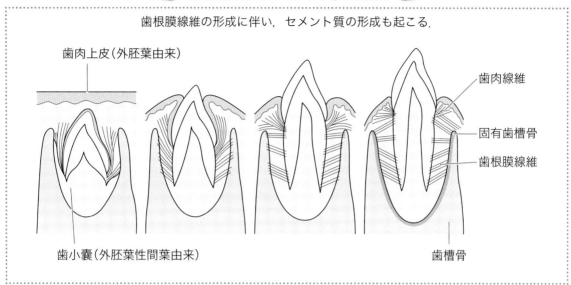

歯肉上皮（外胚葉由来）

歯肉線維

固有歯槽骨

歯根膜線維

歯小嚢（外胚葉性間葉由来）

歯槽骨

② 歯周組織の発生由来

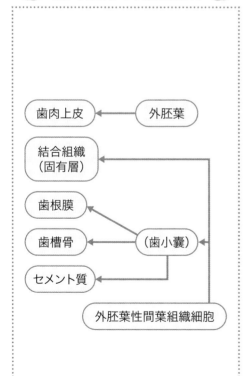

歯肉上皮 ← 外胚葉

結合組織（固有層）

歯根膜

歯槽骨 ← （歯小嚢）

セメント質

外胚葉性間葉組織細胞

③ ヘルトヴィッヒ上皮鞘

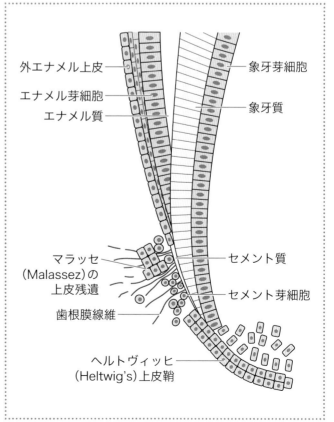

外エナメル上皮

エナメル芽細胞

エナメル質

象牙芽細胞

象牙質

マラッセ（Malassez）の上皮残遺

セメント質

セメント芽細胞

歯根膜線維

ヘルトヴィッヒ（Heltwig's）上皮鞘

3 歯周病の理解に必要な病理の知識

歯周病の発症から進行までの病理組織変化を把握する．とくに免疫担当細胞と組織破壊との関係を把握することが大切である．確立期までが歯肉炎の状態で，発展期から歯周炎に移行していることが大切である．最初は好中球，つぎに抗体産生を担うマクロファージやリンパ球が出現してくる．

歯周病の 炎症

歯周病原性細菌に対する生体防御反応である．炎症の主要症状は，発赤，腫脹，発熱(熱感)，疼痛および機能障害で，病理組織学的変化としては，充血，循環障害，血管透過性の亢進などの血管反応と炎症性細胞浸潤とがある．

透過性の亢進した血管から，初めに浸潤する細胞は，好中球(多形核白血球)であり，そのあと遅れて単球(マクロファージ)，さらに炎症が慢性化すると形質細胞，リンパ球の浸潤が認められるようになる．

歯肉炎，歯周炎の進行過程は，病理組織学的に**開始期，早期，確立期，発展期(進行期)**の4段階に分類されている．

病理組織学的 変化

正常歯肉：臨床的に健康な歯肉でも，接合上皮へのわずかな好中球浸潤と血管周囲に，リンパ球や形質細胞が点在して認められる．しかし接合上皮の上皮突起の形成はなく，結合組織線維の配列も密で規則的である．

滲出性炎の 開始

開 始 期：開始期病変は，プラーク付着直後に生じる接合上皮，歯肉溝上皮と直下の結合組織に限局した変化である．臨床的には，歯肉は健康にみえる．

しかし，つぎのような変化が生じる．

① 接合上皮直下の血管拡張

② 接合上皮と歯肉溝の好中球の増加

③ 歯肉溝滲出液の増加

④ 接合上皮直下の拡張した血管周囲における，わずかなコラーゲン線維の喪失と浮腫

⑤ 接合上皮の最歯冠側での変性

獲得免疫への 移行

早期(初期)：早期病変は，プラーク付着後8〜14日に生じ，つぎのような変化がみられる．

① 開始期にみられる特徴である血管拡張，コラーゲン線維消失などの進行と拡大

② リンパ球(T細胞)，マクロファージの浸潤

③ 接合上皮直下の線維芽細胞の変性

④ 接合上皮の増殖

❶ 歯周病の発症と経時的推移

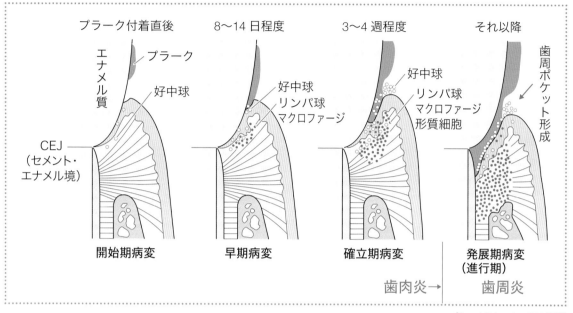

(Page & Schroeder, 1976 改変)

獲得免疫の確立

確 立 期：確立期病変は，プラーク付着開始後 3〜4 週で慢性歯肉炎の状態とされる．

① 初期病変の継続，明瞭化

② リンパ球(B 細胞)，形質細胞の多数の出現，抗体の産生

③ 接合上皮増殖による仮性ポケットの形成

しかし，

④ 歯槽骨吸収および線維性付着の喪失はまだ生じない．

歯根膜・歯槽骨の破壊

発展期(進行期)：発展期病変は，**歯周炎に移行**した状態である．移行時期は病態により異なる．

① 確立期病変の炎症の進行と拡大

② 歯周ポケットが形成され，線維性付着の喪失，歯槽骨吸収

③ 確立期からこの時期に必ずすぐに移行するとは限らず，進行には差がある．

ここをチェック!!

病理学的変化は，**臨床症状とは必ずしも一致しない**が，炎症と組織破壊との関連，免疫応答の時間的推移を理解するうえで重要な概念である．

歯周病の理解に必要な免疫と炎症の知識

歯周組織で生じている生体防御機構を理解するためには，かなりの基本的な免疫に関する知識が必要となる．しかし好中球の食作用と抗体産生の1つのシステムをまず理解することで，各知識につながりが出てくる．

**本項目の
ポイント**

炎症の初期には好中球主体の反応で，経過が長くなると，抗原抗体反応により抗原が排除される．その際の各免疫担当細胞の働きを理解する．とくにマクロファージによる抗原提示と，ヘルパーT細胞の抗原情報の認識は重要なステップとなる．

**ここを
チェック!!**

好中球は，抗原にがむしゃらにとびかかる鉄砲玉のようなものである．その点**マクロファージ**や**リンパ球**は，抗原に対して共同して抗体産生を目的とした頭脳戦を挑む．

❶ 免疫担当細胞の種類と特徴

種　類			特　徴
単　球	マクロファージ		・強い貪食能 ・T細胞に対する抗原提示能 ・サイトカイン放出に関与 ・NK細胞などを活性化
	樹状細胞		・強力な抗原提示能
白血球 リンパ球	T細胞	ヘルパーT細胞	・B細胞に抗体産生を促す ・サイトカイン，ケモカインの放出 ・キラーT細胞，NK細胞の活性化
		細胞傷害性T細胞(CTL) (別名：キラーT細胞)	・異物となる細胞の破壊(細胞障害)
	B細胞		・抗体(免疫グロブリン)の産生 ・抗原提示能
	ナチュラルキラー細胞(NK細胞)		・腫瘍細胞やウイルス感染細胞に対する傷害能 ・サイトカインによる活性化
顆粒球	好中球		・顆粒球の90%以上を占める ・強力な貪食能
	好酸球		・弱い貪食能，ヒスタミンを不活性化させる
	好塩基球		・弱い貪食能

(吉江弘正 ほか編：臨床歯周病学，医歯薬出版，2007 を一部改変)

② 炎症を仲介する物質

仲介物質	発生源	血管拡張	血管透過性亢進
ヒスタミン	肥満細胞 好塩基球 血小板	+	+
セロトニン	血小板	+	+
ブラジキニン	血　漿	+	+
線維素溶解系	血　漿		+
アナフィラトキシン (C3a, C5a)	血　漿	+	+
プロスタグランジン (PGI2, PGE2)	すべての白血球	+	
ロイコトリエン (C4, D4, E4)	肥満細胞 好塩基球 好酸球		+
血小板活性化因子	好中球 好塩基球 好酸球 肥満細胞 単核細胞 血小板 内皮細胞		+
カルシトニン遺伝子 関連ペプチド	感覚神経線維	+	
P 物質	感覚神経線維		+
好中球陽イオン タンパク	好中球		+
酸素基	好中球 マクロファージ 好酸球		+
酸化窒素	内皮細胞	+	

(Trowbridge, et al.：Inflammation, 1997, 一部改変)

③ 炎症性サイトカインとプロスタグランジンの影響

産生が増強される サイトカインなど	産生細胞種	増強または亢進 される作用
IL-1β	単球 線維芽細胞	骨吸収活性 好中球の脱顆粒 好中球の動員 T 細胞の増殖 線維芽細胞による 　プロスタグランジン 　産生 線維芽細胞による 　サイトカイン産生 内皮細胞の接着分子 　(ICAM-1)発現など
TNF-α	単　球	骨吸収活性 好中球の脱顆粒 好中球の動員 線維芽細胞による 　プロスタグランジン 　産生 線維芽細胞, 単球によ 　る IL-1 の分泌など
IL-6	線維芽細胞	B 細胞の分化 破骨細胞形成など
IL-8	線維芽細胞	好中球の動員 好中球の活性化
MCP-1	線維芽細胞	単球の動員
プロスタグランジ ン E2(PGE2)	好中球, 単 球など	骨吸収活性 血管拡張, 透過性

(山崎和久：標準歯周病学 第 4 版(鴨井久一 ほか編), 医学書院,
2005, 一部改変)

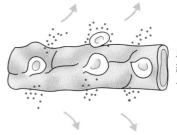

血漿タンパクや
細胞成分が血管外
へ滲出

血管拡張と透過性亢進

自然免疫
短期決戦

獲得免疫
長期戦

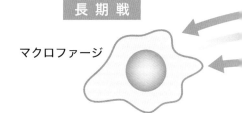

マクロファージ

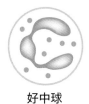

好中球

遊走

オプソニン作用
補体

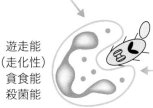

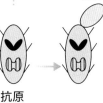

好中球の
3つの能力 { 遊走能
（走化性）
貪食能
殺菌能

抗原
（微生物，歯周病原細菌）

マクロファージの
4つの能力 { ①遊走能
（走化性）
②貪食能
③殺菌能
④抗原処理

（抗原情報の提示へ）

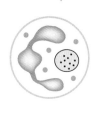

貪食

抗原提示細胞	・マクロファージ ・樹状細胞
樹状細胞も歯周組織に存在し，強力な抗原提示細胞として機能する	

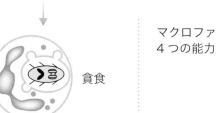

殺菌
（活性酸素・酵素）
スーパー
オキシド
過酸化水素

HIV ：ヒト免疫不全ウイルス（AIDS ウイルス）
IFN ：インターフェロン
Ig ：免疫グロブリン
IL ：インターロイキン
MAF ：マクロファージ活性化因子
MHC ：主要組織適合遺伝子複合体
MIF ：遊走阻止因子
TNF ：腫瘍壊死因子
Clq, C3b：補体

───侵襲性歯周炎の場合───
遊走能低下
↓
Aggregatibacter actinomycetemcomitans の
外毒素（ロイコトキシン）が関与？

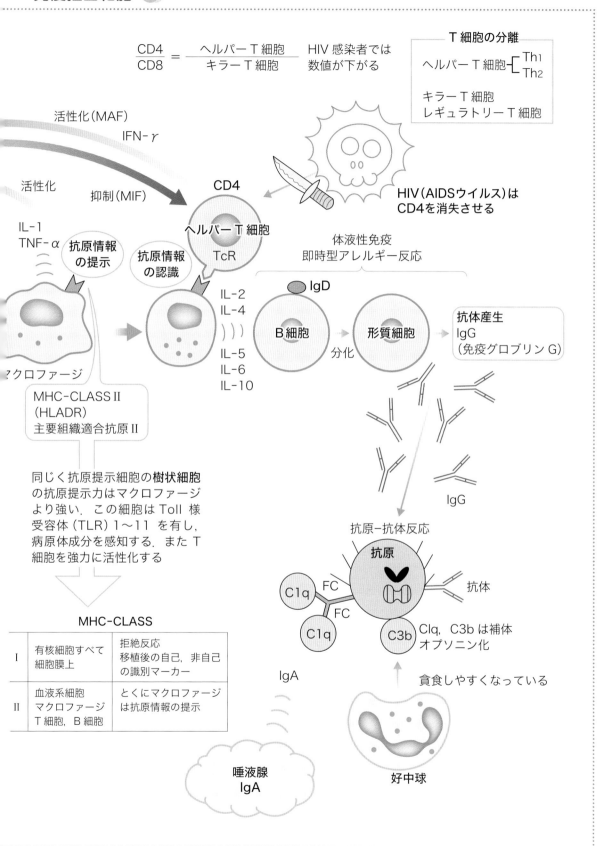

$$\frac{CD4}{CD8} = \frac{ヘルパーT細胞}{キラーT細胞}$$

HIV感染者では数値が下がる

T細胞の分離

ヘルパーT細胞 [Th1 / Th2

キラーT細胞
レギュラトリーT細胞

活性化（MAF）
IFN-γ

HIV（AIDSウイルス）は
CD4を消失させる

活性化
抑制（MIF）

CD4

ヘルパーT細胞

TcR

抗原情報
の認識

抗原情報
の提示

IL-1
TNF-α

マクロファージ

MHC-CLASS II
（HLADR）
主要組織適合抗原II

同じく抗原提示細胞の**樹状細胞**
の抗原提示力はマクロファージ
より強い．この細胞はToll様
受容体（TLR）1～11を有し，
病原体成分を感知する．またT
細胞を強力に活性化する

体液性免疫
即時型アレルギー反応

IgD

B細胞　→　形質細胞　→　抗体産生
　　　分化　　　　　　　IgG
　　　　　　　　　　（免疫グロブリンG）

IL-2
IL-4

IL-5
IL-6
IL-10

IgG

抗原-抗体反応

抗原

C1q FC

C1q FC C3b

抗体

C1q，C3b は補体
オプソニン化

IgA

貪食しやすくなっている

MHC-CLASS

I	有核細胞すべて細胞膜上	拒絶反応 移植後の自己，非自己の識別マーカー
II	血液系細胞 マクロファージ T細胞，B細胞	とくにマクロファージは抗原情報の提示

唾液腺
IgA

好中球

5　歯周病の理解に必要な微生物の知識

**学習の
ポイント**

　プラーク中の微生物がどのように歯周組織破壊を引き起こすのか，そして免疫担当細胞のつながりを理解する．

**本項目の
ポイント**

　プラーク中の歯周病原細菌のほとんどがグラム陰性の嫌気性桿菌である．それらはタンパク分解酵素（プロテアーゼ）および内毒素（LPS）を有し，それらの物質が直接的に歯周組織破壊に関与するとともに，それを排除するために働く白血球にさまざまな影響を与え，それが間接的に炎症反応を引き起こし，歯周組織破壊に関与する．

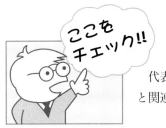

ここを
チェック!!

　代表的な**歯周病原細菌**の特徴と，関与する**歯周病**についても，その病態の特徴と関連づけ，理解する．

1 代表的な歯周病原細菌とその特徴

種　　類		特　　徴
● *Porphyromonas gingivalis*（P. g）	嫌気性グラム陰性桿菌	黒色色素産生 病原因子：リポ多糖，赤血球凝集素，線毛，ジンジパイン，コラゲナーゼなどをもつ
Aggregatibacter actinomycetemcomitans（A. a）	通性嫌気性グラム陰性桿菌	病原因子：リポ多糖，線毛，ロイコトキシン，細胞膨化致死毒素をもつ
● *Tannerella forsythia*（T. f）	嫌気性グラム陰性桿菌	病原因子：リポ多糖，トリプシン様プロテアーゼをもつ
Prevotella intermedia（P. i）	嫌気性グラム陰性桿菌	黒色色素産生 病原因子：リポ多糖，コラゲナーゼ，免疫グロブリン切断酵素をもつ
● *Treponema denticola*	グラム陰性らせん状菌	スピロヘータ病原因子：プロテアーゼ（dentilisin）をもつ
Fusobacterium nucleatum（F. n）	嫌気性グラム陰性桿菌	ほかの細菌との強い共凝集活性をもつ
Campylobacter rectus	グラム陰性運動性桿菌	病原因子：リポ多糖，鞭毛，表層特殊構造タンパク質（S-layer）をもつ

注1）グラム陰性菌は，細胞内膜に内毒素（LPS）をもつ．LPS＝リポポリサッカライド＝リポ多糖＝エンドトキシン
注2）A. a菌は，内毒素＋外毒素（ロイコトキシン）をもつ
●印は，プラーク中の構成細菌の病原性に応じた分類で，歯周病の発症と進行に強く関与しているため，Red Complex（レッドコンプレックス）とよばれる（いわゆるレッドカード）

② プラーク中の歯周病原細菌と歯周組織破壊との関連

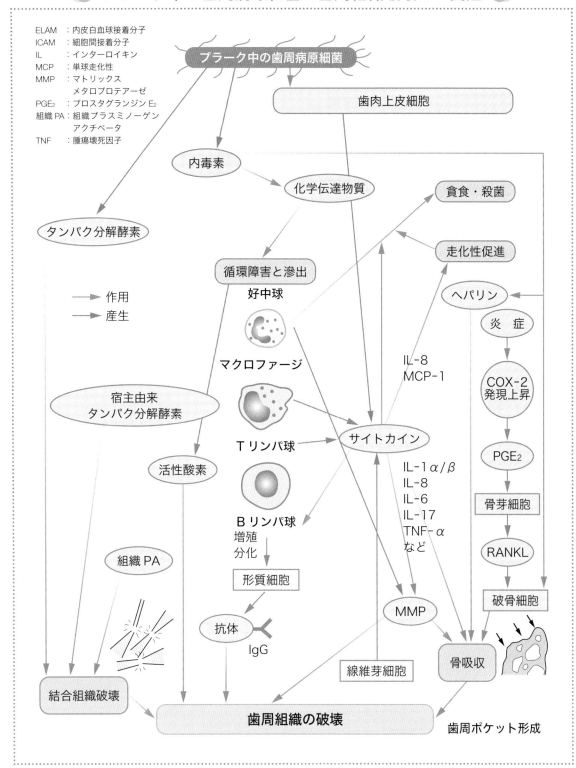

ELAM ：内皮白血球接着分子
ICAM ：細胞間接着分子
IL ：インターロイキン
MCP ：単球走化性
MMP ：マトリックス
　　　　メタロプロテアーゼ
PGE2 ：プロスタグランジン E2
組織 PA：組織プラスミノーゲン
　　　　アクチベータ
TNF ：腫瘍壊死因子

プラーク中の歯周病原細菌

歯肉上皮細胞

内毒素

化学伝達物質

貪食・殺菌

タンパク分解酵素

走化性促進

循環障害と滲出

好中球

ヘパリン

炎　症

→ 作用
→ 産生

IL-8
MCP-1

COX-2
発現上昇

マクロファージ

宿主由来
タンパク分解酵素

PGE2

Tリンパ球

サイトカイン

IL-1α/β
IL-8
IL-6
IL-17
TNF-α
など

活性酸素

骨芽細胞

Bリンパ球
増殖
分化

RANKL

形質細胞

破骨細胞

組織 PA

抗体

IgG

MMP

結合組織破壊

線維芽細胞

骨吸収

歯周組織の破壊

歯周ポケット形成

19

❸ 歯周病の病型と関連歯周病原細菌

病　　型	歯周病原細菌	病　　型	歯周病原細菌
壊死性歯周疾患 （壊死性潰瘍性歯肉炎・歯周炎）	*Prevotella intermedia* *Fusobacterium nucleatum* 中型スピロヘータ	歯周膿瘍	グラム陰性嫌気性桿菌 *Porphyromonas gingivalis* *Fusobacterium* 属 *Capnocytophaga* 属 *Vibrio* 属
慢性歯周炎	*Porphyromonas gingivalis* *Prevotella intermedia* *Tannerella forsythia* *Fusobacterium nucleatum* *Aggregatibacter actinomycetemcomitans* *Capnocytophaga* 属 *Eikenella corrodens* *Eubacterium* 属 *Streptococcus intermedius* *Campylobacter rectus* *Treponema denticola*	インスリン依存型 糖尿病関連歯周炎	*Aggregatibacter actinomycetemcomitans* 嫌気性ビブリオ *Campylobacter* 属 *Capnocytophaga* 属
		インスリン非依存型 糖尿病関連歯周炎	*Porphyromonas gingivalis* *Prevotella intermedia* *Fusobacterium* 属 *Campylobacter rectus*
		妊娠関連歯肉炎	*Prevotella intermedia*
侵襲性歯周炎	*Aggregatibacter actinomycetemcomitans* *Porphyromonas gingivalis* *Prevotella intermedia* *Capnocytophaga* 属 *Eikenella corrodens* *Neisseria* 属	思春期関連歯肉炎	*Prevotella intermedia*

(Zambon JJ：Microbiology of periodontal disease. In：Contemporary Periodontics, Genco, et al., ed., Mosby, 147-160, 1990，改変)

Note

6 歯周病の病原因子とリスクファクター

**学習の
ポイント**

　歯周病を取り巻く病原因子と危険因子について理解する．とくに初発因子であるバイオフィルムとしてのプラークや局所性修飾因子である歯石の為害作用と特徴についての知識は必須である．また近年，喫煙が歯周病のリスクファクターとして大きく取りあげられるようになってきている．

**本項目の
ポイント**

1　歯周病は感染症であるが，後天的または先天的リスクファクターが病態発現にさまざまな影響を及ぼしている．
2　病原因子は，大きく，初発因子(直接因子)，局所性修飾因子(局所性増悪因子)，全身性修飾因子(全身性増悪因子)に分けられる．
3　歯周病は慢性的に常に病態が進行するのでなく，疾患が進行する活動期と進行が休止する安静期とが存在する．それは宿主の状態や歯種，部位において異なる．
4　バイオフィルムの特性は，外部の刺激からのさまざまな抵抗性をもつことにある．
5　プラーク，歯石，食片圧入，歯の形態的特徴による病原因子，喫煙の与える影響などについて理解する．

**ここを
チェック!!**

　バイオフィルムとしての**プラークの特性**や，**歯肉縁上・縁下歯石の性状の差異**などの理解は，診断や治療にもかかわる重要な知識である．

① 歯面の沈着物の種類と特徴

種　　類	細菌の有無	うがいでの除去	歯ブラシでの除去	特　　徴
ペリクル (獲得被膜)	な　し	不可能	不可能	厚さ 0.05〜0.8 μm 唾液由来糖タンパク質 研磨剤を用いた長時間の研磨によって除去可能
色素沈着	な　し	不可能	不可能	ペリクルに沈着した飲食物や嗜好品の色素 研磨剤を用いた長時間の研磨によって除去可能
食物残渣	な　し	可　能	可　能	食後に口腔内に一時的に残った食物由来の物質
白　　質	あ　り	可　能	可　能	剝離した上皮，白血球，菌，唾液などを含む
プラーク	あ　り	不可能	可　能	ペリクルに付着，凝集，増殖した細菌と，その産物
歯　　石	な　し	不可能	不可能	プラークが石灰化したもの

(吉江弘正 ほか編：臨床歯周病学，医歯薬出版，2007)

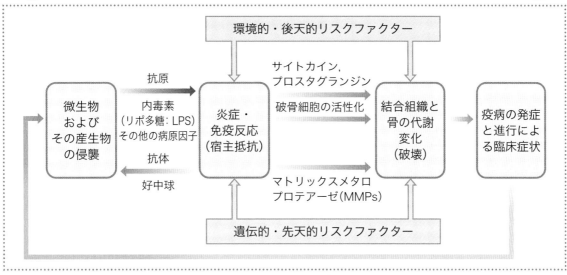

❷ 歯周病の局所的な進行過程と後天的または先天的修飾因子との関連

（Reddy, M. S. et al.：*Am, Periodontal*, 8（1）：12, 2003, 一部改変）

❸ 歯周病の病因の分類

初発因子（直接因子）	プラーク		
局所性修飾因子（局所性増悪因子）	炎症性修飾因子（プラーク増加因子）	口腔内環境因子	①歯石　②食片圧入　③口呼吸　④歯列不正（異常）　⑤不働歯　⑥隣接面齲蝕　⑦適合・豊隆不良修復・補綴物（医原性）
		歯ならびに硬・軟組織解剖形態因子	①歯の解剖学的形態異常（エナメル突起，根面溝）　②小帯の形態・位置異常　③口腔前庭の異常　④付着歯肉幅の異常　⑤歯肉の形態異常
		飲食物因子	①食物の性状　②飲食物の温熱刺激
		口腔内環境の劣化	①ポケットの深化　②歯肉退縮（歯根露出）　③歯肉増殖
		プラークコントロールに対する認識と実践の欠如	
	外傷性修飾因子（外傷性咬合）		①外傷性咬合　②ブラキシズム　③早期接触　④咬頭干渉　⑤食片圧入　⑥口呼吸　⑦口腔習癖　⑧咬合面形態不良修復・補綴物（医原性）
全身性修飾因子（全身性増悪因子）			①感染性疾患　②代謝疾患　③内分泌異常　④栄養障害　⑤アレルギー性疾患　⑥遺伝　⑦水疱性粘膜疾患と角化異常　⑧血液疾患　⑨年齢・性別　⑩ストレス　⑪疲労　⑫喫煙　⑬薬物（フェニトイン，ニフェジピン，シクロスポリンA）　⑭肥満　⑮HIV 感染

（今井久夫：標準歯周病学 第 4 版（鴨井久一 ほか編），医学書院，2005, 一部改変）

④ リスクファクターの構成図

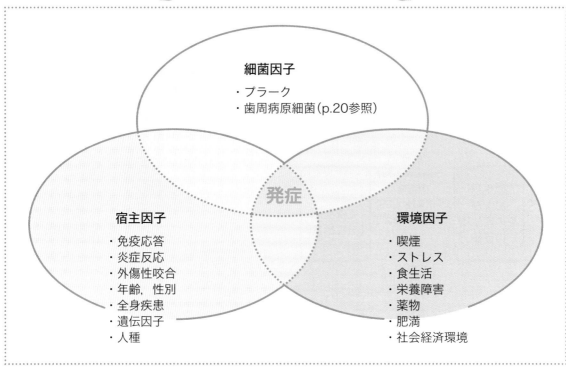

⑤ 歯周病の部位特異性の考え方

（Socransky らの図より改変）

歯周病の進行の捉え方は，Ⅰのように病変が徐々に進行するのでなく，Ⅱ，Ⅲのように部位特異性があり，歯の各部位において静止期（症状が変化しない）と活動期（症状が進行する）を繰り返して疾患が進行状態を異にしながら進行する．

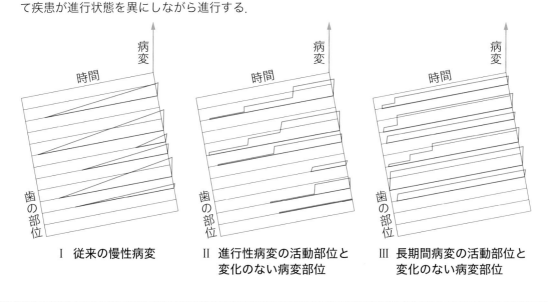

Ⅰ 従来の慢性病変　　Ⅱ 進行性病変の活動部位と変化のない病変部位　　Ⅲ 長期間病変の活動部位と変化のない病変部位

（鴨井久一・横塚繁雄 編：歯周補綴アトラス，医歯薬出版，1992）

❻ バイオフィルム（プラーク）の形成過程

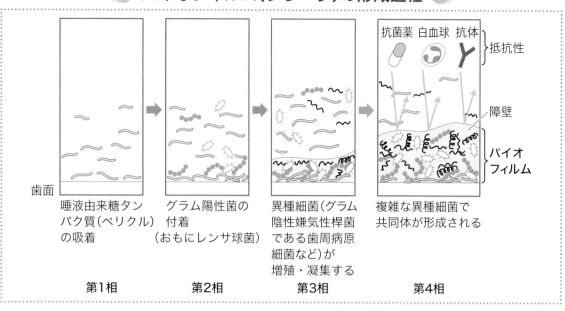

第1相	第2相	第3相	第4相

歯面

唾液由来糖タンパク質（ペリクル）の吸着

グラム陽性菌の付着（おもにレンサ球菌）

異種細菌（グラム陰性嫌気性桿菌である歯周病原細菌など）が増殖・凝集する

複雑な異種細菌で共同体が形成される

抗菌薬　白血球　抗体　── 抵抗性

障壁

バイオフィルム

❼ プラークの構成

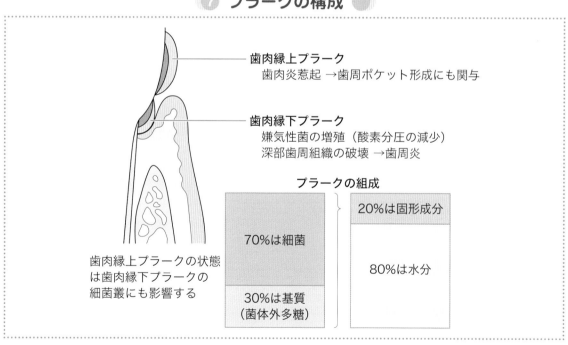

歯肉縁上プラーク
　歯肉炎惹起 →歯周ポケット形成にも関与

歯肉縁下プラーク
　嫌気性菌の増殖（酸素分圧の減少）
　深部歯周組織の破壊 →歯周炎

歯肉縁上プラークの状態は歯肉縁下プラークの細菌叢にも影響する

プラークの組成

70%は細菌

30%は基質（菌体外多糖）

20%は固形成分

80%は水分

❽ 歯石の種類と特徴

	形成速度	付着力	色	形成由来	除去の難易	好発部位
歯肉縁上歯石	速い	比較的弱い	黄白色	唾液	比較的容易	下顎前歯部舌側，上顎大臼歯頬側
歯肉縁下歯石	緩徐	強固	黒褐色，赤褐色	滲出液（血清）	比較的困難	ポケット存在部位

❾ 食片圧入の歯周組織に対する影響

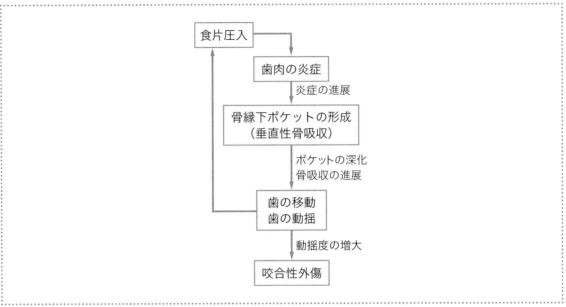

(今井久夫：標準歯周病学 第4版(鴨井久一 ほか編), 医学書院, 2005)

❿ 歯周病を増悪させる因子

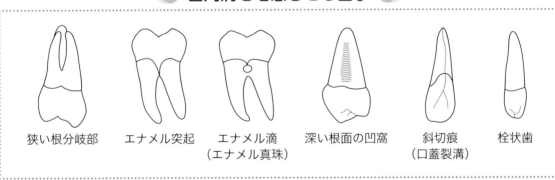

狭い根分岐部　　エナメル突起　　エナメル滴　　深い根面の凹窩　　斜切痕　　柱状歯
　　　　　　　　　　　　　　　（エナメル真珠）　　　　　　　　（口蓋裂溝）

⑪ 喫煙が歯周組織に与える影響

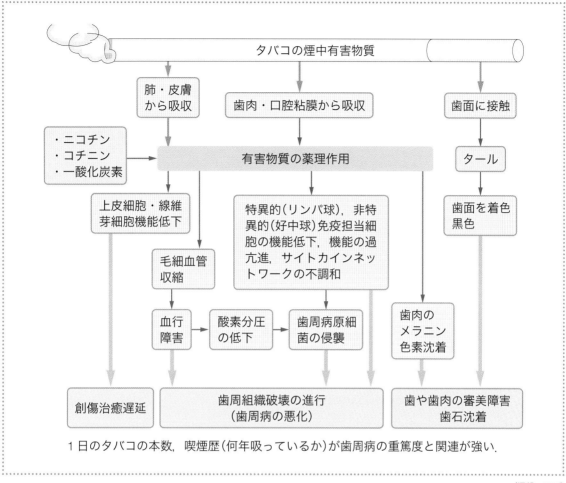

タバコの煙中有害物質

肺・皮膚から吸収	歯肉・口腔粘膜から吸収	歯面に接触

・ニコチン
・コチニン
・一酸化炭素 → 有害物質の薬理作用

タール

上皮細胞・線維芽細胞機能低下

特異的(リンパ球),非特異的(好中球)免疫担当細胞の機能低下,機能の過亢進,サイトカインネットワークの不調和

歯面を着色黒色

毛細血管収縮

血行障害 → 酸素分圧の低下 → 歯周病原細菌の侵襲

歯肉のメラニン色素沈着

創傷治癒遅延

歯周組織破壊の進行(歯周病の悪化)

歯や歯肉の審美障害歯石沈着

1日のタバコの本数,喫煙歴(何年吸っているか)が歯周病の重篤度と関連が強い.

(沼部, 2003)

⑫ 喫煙と歯周病との関連

・1日の喫煙本数と病態悪化が相関している
・喫煙期間と病態悪化が相関している
・喫煙により歯周病罹患のリスクが非喫煙者より2〜6倍高くなる
・喫煙者は非喫煙者と比較して歯周病発症・進行に対するリスクが非常に高い

⑬ 喫煙者の歯周病患者の口腔内の特徴

・歯面の色素沈着
・プラーク沈着と炎症とに相関がない
・炎症は軽度にみられる
・強度の歯肉退縮
・深い歯周ポケット
・強度の歯槽骨吸収
・治療への創傷治癒反応が悪い
・ロール状の歯肉

7 　歯周病の症状

歯周病の病態は多様である．まず健康歯周組織から歯肉炎，歯周炎への進行過程，および臨床症状の差異を理解する．

1　歯肉に発現する症候は，炎症の5徴候や，歯肉出血，歯肉増殖，壊死，退縮などの症状であり，それらの原因にはさまざまなものがある．

2　歯肉炎，歯周炎，咬合性外傷の鑑別診断は，アタッチメントレベルの変化，歯槽骨吸収，それに伴う動揺の増加，そして咬合痛の有無などである．

ここを
チェック!!

臨床例から病態の診断をする場合は，**年齢，現在までの経緯**，そして**歯肉の状態，歯槽骨吸収の有無**などに着眼する．

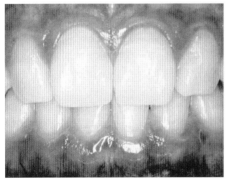

健康歯肉
色はコーラルピンク(サンゴ色)
付着歯肉にスティップリングを認める

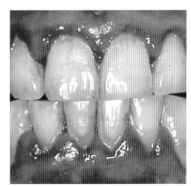

歯 肉 炎
辺縁歯肉に発赤を認める

① 歯周組織の症状と関連する全身・局所疾患

歯周組織の症候	疑われる疾患
炎症の5徴候 （発赤，熱感，腫脹，疼痛，機能障害）	炎症（歯冠智歯周囲炎，歯肉炎，歯周炎）
歯肉出血	外傷（歯の脱臼），歯周炎，歯肉炎，急性白血病，特発性血小板減少性紫斑病(ITP)，von Willebrand病，Osler病，壊血病など
歯肉壊死	急性壊死性潰瘍性歯肉炎，放射線障害など
歯肉増殖	抗てんかん薬，カルシウム拮抗薬（降圧薬），免疫抑制薬の服用
歯肉退縮	加齢，不適切なブラッシング，廃用性萎縮など

② 歯肉炎，歯周炎，咬合性外傷の臨床状態と診査方法

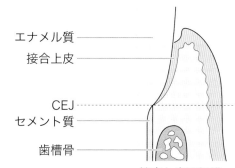

エナメル質
接合上皮
CEJ
セメント質
歯槽骨

健康な歯周組織

CEJ：セメント-エナメル境

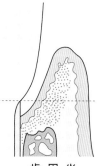

歯 肉 炎

炎症は歯肉辺縁のみに限局し，歯肉の歯面への付着は破壊されていない
歯肉腫脹の結果，歯肉ポケットが形成される

歯 周 炎

炎症はほかの歯周組織にも及び上皮性付着の根尖側移動が起こる
その結果，歯周ポケットが形成される

	歯 肉 炎	歯 周 炎	咬合性外傷 一次性 咬合性外傷	咬合性外傷 二次性 咬合性外傷	判 定 法
歯肉の発赤・腫脹	あり	あり	なし	あり	視診，プロービングによる出血
ポケットの形成	歯肉（仮性）ポケット	歯周（真性）ポケット	なし	あり	プロービング
アタッチメントロス	なし	あり	なし	あり	プロービング
歯槽骨吸収	なし	あり	あり（一部） （機能的要求による）	あり （炎症による）	エックス線写真
歯の動揺	なし	あり （軽度ではなし）	あり	あり	ピンセットによる診査
ポケットからの排膿	なし （歯肉膿瘍などの場合にあり）	あり （重度の場合）	なし	あり	視診，触診，プロービング
咬 合 痛	なし	あり （軽度ではなし）	あり （伴わないこともある）	あり （伴わないこともある）	ミラーの柄などによる打診

8 特殊な歯周病

学習のポイント

環境因子や先天的因子に修飾された特殊な歯周病について，臨床症状の差異について学ぶ．とくに歯肉の状態変化を視覚的に捉えることができるようにする．

本項目のポイント

特殊な歯周病は，さまざまな臨床所見，診察(検査)データをもとに確定診断し，的確な治療を行わなければならない．とくに患者の年齢，現病歴，全身状態，歯肉や歯槽骨の所見に着眼する．また基礎疾患がある患者に特徴的に発症する病態もある．

ここをチェック!!

口腔内写真やエックス線写真には必ず病態を診断するキーワードが隠されている．とくに**歯肉の色や形態**がヒントになる場合が多い．白色の歯肉は，剥離，壊死，貧血などが考えられる．また赤色の場合でも，歯肉が剥離したあとの状態は，びらん面が現れるために鮮紅色となる．**歯肉の腫脹**も，普通の歯周炎などにおいてみられる浮腫性の腫脹は可動性であるが，薬物性歯肉増殖症の歯肉は線維性で，比較的引き締まっているケースが多い．よって治療に対する反応も，浮腫性の場合は良好で，ポケットの減少も早く起こるが，線維性の場合は形態の変化量が少ないため，ポケットの劇的な減少が生じにくい．

特殊な歯周病の傾向

1 歯肉は，全顎にわたって出血しやすい
2 歯肉は，全顎にわたって腫脹または増殖の傾向を示す
3 局所治療を行っても，効果が思うように現れない
4 手術後の治癒が遅い
5 はっきりとした局所的原因なしに症状が悪化する
6 一部は，低い年齢から進行性にみられる
7 生活習慣病や全身疾患と関連して発現することがある

歯周病の分類

（日本歯周病学会，2006）

歯肉病変[*]…………プラーク性歯肉炎
　　　　　　　　　　　非プラーク性歯肉病変[*]
　　　　　　　　　　　歯肉増殖
歯周炎[*]……………慢性歯周炎[*]，侵襲性歯周炎[*]
　　　　　　　　　　　遺伝疾患に伴う歯周炎
壊死性歯周疾患[*]……壊死性潰瘍性歯肉炎
　　　　　　　　　　　壊死性潰瘍性歯周炎
歯周組織の膿瘍……歯肉膿瘍，歯周膿瘍
歯周―歯内病変
歯肉退縮
咬合性外傷…………一次性・二次性咬合性外傷

[*]限局型と広汎型とに分けられる

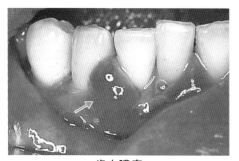

歯肉膿瘍

歯肉に限局した膿瘍形成．魚の小骨や誤った
ブラッシングなどで歯肉結合組織への細菌感
染が生じる

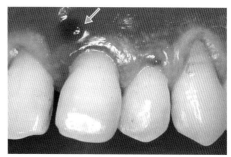

歯周膿瘍

深い歯周ポケットの入口が閉鎖し，歯周組織
広範に炎症が広がると，排膿が防げられてい
るので腫脹する．圧痛があり，強度の自発痛
を伴うこともある．慢性化すると瘻孔を形成
する

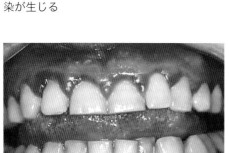

口腔乾燥症

歯肉の乾燥部には炎症が生じ，数歯に連続した口呼
吸線が観察される．また，口蓋部には堤状隆起(テン
ションリッジ)を認める

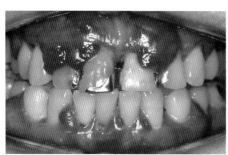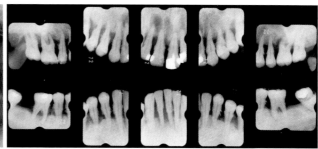

重度慢性歯周炎(広汎型)

55 歳女性，広範部位の歯槽骨吸収がある．長期間のプラークコントロール不良によるものである

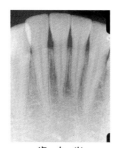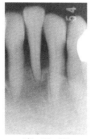

歯 肉 炎
歯槽骨吸収なし

歯 周 炎
歯槽骨吸収あり

③ 思春期と関連して生じる歯肉炎（思春期関連歯肉炎）

好発年齢・部位・臨床症状	病因・診断	治療法
好発年齢 ・思春期 **臨床症状** ・歯肉の浮腫性の腫脹 ・易出血性	**病　因** ・背景に歯肉炎 ・女性ホルモンの増加 ・*Prevotella intermedia* のポケット内での増殖	・徹底的なプラークコントロール，スケーリングなどによる炎症の原因の除去

④ 妊娠と関連して生じる歯肉炎（妊娠関連歯肉炎）

好発年齢・部位，臨床症状	病因・診断	治療法
好発年齢 ・妊娠2か月目から顕著になり，8か月で最大となる **臨床症状** ・歯間乳頭や辺縁歯肉に，広範あるいは限局性に発現 ・歯肉の色調は，鮮紅色や暗赤色を呈する ・歯肉表面は滑沢で出血しやすく，浮腫やうっ血を伴う ・急性症状を伴わないので，痛みはみられないことが多い	**病　因** ・背景に歯肉炎 ・女性ホルモン（エストロゲン，プロゲステロン）の増加と，それによる微細血管系への影響と考えられている ・*Prevotella intermedia* のポケット内での増殖 ・背景には口腔清掃不良による歯肉炎がある **特　徴** ・妊娠時に歯肉の全部性あるいは限局性に現れる炎症（鑑別診断） ・妊娠性肉芽腫（妊娠性エプーリス，妊娠腫）	・徹底的なプラークコントロール ・スケーリング ・重度の場合はルートプレーニング ・外科処置を要する場合は，出産から1か月後に行う ・投薬は極力避ける（とくに抗菌薬）

⑤ 侵襲性歯周炎（限局型，広汎型）

好発年齢・部位，臨床症状	病因・診断	治療法
好発年齢 ・限局型：思春期前後に発症する ・広汎型：通常，30歳以下で発症（それ以上の年齢で発症する場合もある） **臨床症状** ・限局型：第一大臼歯あるいは切歯に限局し，第一大臼歯1歯を含む2歯以上の歯にアタッチメントロスを認める ・広汎型：第一大臼歯や切歯以外の3歯以上の歯にアタッチメントロスを認める ・歯周組織破壊の著しい進行が，ときどき起こる **罹患率** ・0.05～0.1%	**病　因** ・限局型：感染源に対して血清抗体価の上昇を認める ・広汎型：感染源に対して血清抗体価が上がらない **特　徴**（限局型，広汎型共通） ・急速なアタッチメントロスや骨破壊 ・付着しているプラーク量（細菌の量）と疾患の進行程度が相関しない ・疾患の出現が家族性にみられる（遺伝の関与） 下記の特徴は，一般的に認められるが，普遍的ではない ・発症部位で *Aggregatibacter actinomycetemcomitans* が検出される ・好中球の遊走能，貪食能の異常 ・マクロファージの過剰反応による PGE_2 や IL-1 β の産生亢進	・プラークコントロールの徹底 ・スケーリング，ルートプレーニング ・抗菌薬の長期投与 ・LDDS（局所薬物配送システム） ・歯肉剥離掻爬術（フラップ手術） ・リコール時に専門的な歯面清掃

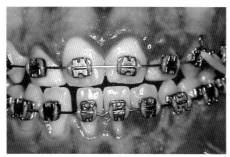

思春期関連歯肉炎

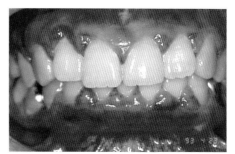

妊娠関連歯肉炎

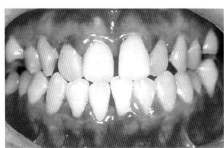
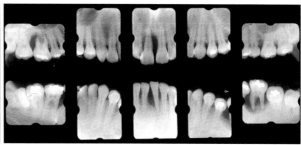

限局型侵襲性歯周炎

18歳女子，$\dfrac{61|16}{61|16}$に限局した歯槽骨吸収，ミラー像様（左右対称）の所見

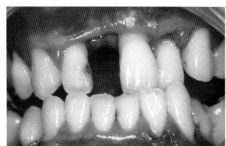
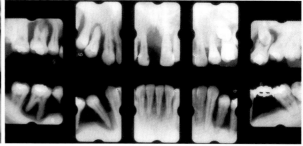

広汎型侵襲性歯周炎

28歳男性，広範部位の歯槽骨吸収

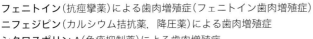

⑥ 薬物誘発性歯肉増殖症

フェニトイン（抗痙攣薬）による歯肉増殖症（フェニトイン歯肉増殖症）
ニフェジピン（カルシウム拮抗薬，降圧薬）による歯肉増殖症
シクロスポリン A（免疫抑制薬）による歯肉増殖症

好発年齢・部位，臨床症状	病因・診断	治　療　法
好発部位 ・一般に，上下顎前歯部が著しく，舌側より唇側で，下顎より上顎で強く生じる **臨床症状** （局所的） ・辺縁歯肉，付着歯肉部の歯肉が線維性に増殖し，厚さを増加させる ・典型的例は，肉眼的に炎症を伴わず色調は正常，歯肉は充実性で，出血傾向はほとんど認めない ・歯肉にクレフトが形成される ・口腔清掃不良の場合，歯肉は発赤，腫脹を伴い，仮性ポケットは深い ・歯肉増殖が著しい場合は，歯冠全体をおおい，咀嚼，発音，審美障害や歯列不正を引き起こす （全身的） ・フェニトインでは副作用として多毛症が報告されている	**病　因** ・薬物の長期投与による副作用 ・歯肉増殖を引き起こすメカニズムについては十分解明されていない ・服用者の 50％（フェニトイン），20％（ニフェジピン），30％（シクロスポリン A）に発現 ・歯肉増殖は，薬物の服用量および服用期間に左右され，また，個人差がある **診　断** ・各薬物の服用の病歴 ・歯肉増殖の状態を触診する （鑑別診断） ・遺伝性または特発性歯肉線維腫症 ・薬物服用に関する聴取 ・フェニトインの場合は若年者に多く，ニフェジピンの場合は中高年に多い	・適切な口腔清掃によって防止できる ・プラークコントロールとスケーリングにより炎症の原因をできる限り除去する ・重度の場合，増殖歯肉を，歯肉切除，歯肉整形により外科的に除去 ・メインテナンスが徹底されていないと，再発する ・患者が精神的・肉体的障害をもつ場合は，保護者への指導および電動歯ブラシの使用が有効 ・内科医などと相談し，最少有効量を投与してもらうか，ほかの同効果の薬への変更を考慮してもらう **各薬の作用** ・フェニトイン（ダイランチン，ジフェニールヒダントイン）： てんかん患者への抗痙攣作用 ・ニフェジピン： 狭心症，高血圧症者への血管拡張による降圧作用 ・シクロスポリン A： 自己免疫疾患や臓器移植後の免疫抑制作用

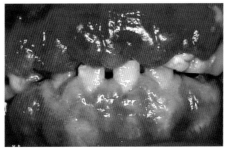

薬物性歯肉増殖症

❼ 歯肉線維腫症

遺伝子が関与するものを遺伝性歯肉線維腫症，遺伝子が関与しないものを特発性歯肉線維腫症とよぶ

好発年齢・部位，臨床症状	病因・診断	治 療 法
好発年齢 ・歯の萌出時期 **好発部位** ・全顎にわたることが多く，唇側が舌側より高度に肥大 **臨床症状** ・若年者に多く，男性より女性に多い ・遺伝性のものは家族性に発現することがある （局所的） ・高度な歯肉肥大 ・歯肉の色調は正常 ・歯列不正を起こすこともある	**病 因** ・遺伝 ・内分泌障害	（局所的） ・徹底的なプラークコントロール，スケーリングによる炎症の原因除去 ・重度の場合，歯肉切除あるいは歯肉整形 ・再発しやすい

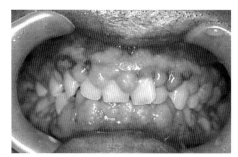

（遺伝性）歯肉線維腫症

❽ 白血病性歯肉炎

好発年齢・部位，臨床症状	病因・診断	治 療 法
（局所的） ・突然の歯肉出血 ・刺激に対する歯肉の易出血性 ・止血の困難性 ・粘膜下および皮下出血 ・歯肉の蒼白色（急性では紫紅色）	・血中に，未熟な白血球やリンパ球が異常に増殖 ・急性骨髄性白血病などの存在	・機械的な刺激を最小限にして，プラークコントロールを行う ・専門医との対診 ・含嗽剤による化学的プラークコントロール

好発年齢・部位, 臨床症状	病因・診断	治療法
好発年齢 ・一般的に, 生理不順, 閉経期の女性に多発, 男性は少ない **好発部位** ・唇側の歯間乳頭, 辺縁歯肉 ・進行に伴い付着歯肉およびほかの口腔粘膜に波及 **臨床症状** ・歯肉上皮の剥離, 菲薄化が起こり, 炎症が持続すると剥離性びらんと浮腫性紅斑が特徴的に現れる ・初期は歯間乳頭に軽い浮腫 ・患部歯肉の表面は滑沢で, スティップリング消失, 痛みはない ・重症の場合は, 水疱形成がみられ, 擦過により歯肉上皮剥離, 鮮紅色のびらん面が現れ, 出血しやすい ・物理的・化学的刺激により強い痛みを訴える ・ブラシの使用が困難で, 強い口臭が生じることがある ・経過はきわめて緩慢 ・長期にわたり悪化と軽快を繰り返す ・再発しやすい	**病　因** ・真の病因は不明であるが, 下記の要因との関連がある ・性ホルモン(女性ホルモン)の不均衡とも考えられる ・栄養不良 ・アレルギー ・甲状腺機能異常 ・尋常性天疱瘡や扁平苔癬などの皮膚科疾患と関連した歯肉病変と考えられる **診　断** ・歯肉上皮の剥離と, 全身に皮膚反応やアレルギー反応の徴候および症状がないことを確認する	(局所的) ・徹底的なプラークコントロール ・ガーゼ, 綿球による歯面清掃 ・縁上スケーリング ・刺激の少ない薬剤による洗口 ・抗菌薬, 副腎皮質ステロイド含有の軟膏 ・軽快後は縁下スケーリング ・やわらかい歯ブラシの使用 ・潰瘍面の歯肉切除や遊離歯肉移植を行う場合がある (全身的) ・ホルモン薬を投与する場合は専門医と対診

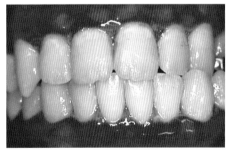 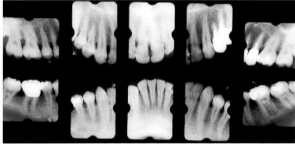

剥離性歯肉炎

好発年齢・部位，臨床症状	病因・診断	治 療 法
好発年齢 ・成人に多く，小児にはまれ **好発部位** ・歯間乳頭，辺縁歯肉 ・進行とともに付着歯肉，ほかの口腔内組織への波及はまれ **臨床症状** （局所的） ・急激な壊死と，それに引き続き潰瘍を形成 ・歯間乳頭部にはクレーター状の深在性の潰瘍形成 ・潰瘍部は灰白色の汚い偽膜，その周囲は充血帯，出血しやすく，激しい自発痛，強い口臭 ・強い自発痛により食事困難 ・軽症の場合は，平均2〜5日で進行が止まり，軽快に向かう ・急性壊死性潰瘍性歯周炎では，重症の場合は潰瘍の拡大，歯槽骨の吸収，歯根の露出，歯の動揺，強い自発痛，強い口臭 （全身的） ・顎下，オトガイ下リンパ節の腫脹，圧痛 ・発熱，頭痛，倦怠感，唾液の分泌増加，食欲不振	**病 因** ・真の病因は不明であるが，下記の要因との関連がある ・*Prevotella intermedia*，中型スピロヘータ，*Fusobacterium nucleatum* が病変部に優勢となる （局所的） ・プラーク，歯石，不適合な補綴物 ・食片圧入，口呼吸，咬合性外傷 （全身的） ・栄養不良（ビタミンA，B群，C不足） ・伝染病 ・過度の疲労 ・ストレス 　いずれも全身の抵抗力を減少させ，局所の罹患性を高める ・HIV（ヒト免疫不全ウイルス）感染症，AIDS（後天性免疫不全症候群）患者の口腔内の特徴の1つ **診 断** ・痛みと高度な出血傾向 ・偽膜と悪臭，所属リンパ節疾患 （鑑別診断） ・ヘルペス性口内炎（壊死組織はなく高熱） ・白血病性歯肉炎（血液検査） ・カンジダ症（臨床所見，微生物の培養）	（局所的） ・徹底的なプラークコントロール（出血と激痛があるため，歯面のプラークをガーゼや綿球で除去） ・縁上スケーリング ・殺菌薬による洗口 ・抗生物質や副腎皮質ステロイド含有の軟膏塗布（経口投与は行わない） ・急性症状が軽快したら，やわらかい歯ブラシによるブラッシングを開始 （全身的） ・抗菌薬，メトロニダゾール ・安静 ・食事療法

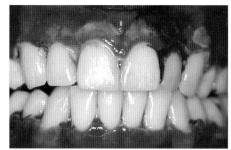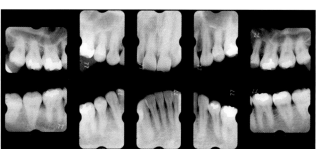

壊死性潰瘍性歯肉炎（背景に歯肉炎がある）

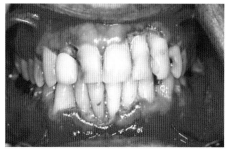

壊死性潰瘍性歯周炎（背景に歯周炎がある）

⑪ 遺伝性の疾患に伴う歯周病

	好発年齢・部位，臨床症状	病因・診断	治 療 法
Papillon-Lefèvre 症候群にみられる歯周炎	・乳歯列期から混合歯列期に発症 ・100 万人に 1〜4 人の頻度 ・高度の歯周組織破壊 ・歯肉の炎症，深いポケット形成 ・歯は動揺が強く，数年で脱落 ・*Aggregatibacter actinomycetemcomitans* の関与 ・手掌足蹠の過角化症	・血族結婚の家系 ・常染色体劣性遺伝子の同型接合	・専門医との対診 ・徹底したプラークコントロール，スケーリング ・保護者の介助
Down 症候群にみられる歯周炎	・歯の萌出遅延 ・歯列不正，高口蓋 ・重度歯周病(高度の歯周組織破壊) ・巨大舌 ・小口唇 ・唇顎口蓋裂などを伴うこともある ・精神発達障害 ・特異的顔貌として眼裂，鞍鼻，前額の広大，眼裂斜走などをみる ・小人症	・常染色体異常 ・21 番染色体のトリソミーが多い (全身疾患を背景に) ・細菌感染に対する抵抗力の低下 ・呼吸器疾患に罹患しやすい	・専門医との対診 ・徹底したプラークコントロール，スケーリング ・保護者の介助

・低ホスファターゼ症で硬組織形成不全，乳歯の早期脱落，侵襲性歯周炎様の歯槽骨吸収がみられることがある
・家族性周期性好中球減少症，Chédiak-Higashi(チェディアック・ヒガシ)症候群，Ehlers-Danlos(エーラース・ダンロス)症候群でも早朝から高度の歯周組織破壊を伴う

⑫ 糖尿病に関連した歯肉炎，歯周炎

好発年齢・部位，臨床症状	病因・診断	治 療 法
好発年齢 ・若年期は 1 型糖尿病と関連し，中高年では 2 型糖尿病と関連する **臨床症状** (全身的) ・口渇，多尿，倦怠感，多食，体重減少 (局所的) ・多量のプラーク，歯石，高度な歯槽骨吸収，多発性の潰瘍形成，深いポケット，高度な歯の動揺，排膿など重度な歯周病	**病　因** ・糖尿病による高血糖 ・好中球の遊走能，貪食能の低下 **診　断** ・血糖値の検査 ・通常の検査による歯周組織の状態の把握	(全身的) ・内科的処置 (局所的) ・プラークコントロール，スケーリング・ルートプレーニング ・起炎性因子や外傷性因子の除去 ・専門医との対診

⑬ 喫煙者の歯周病　(p.27 参照)

特　徴	病因・診断	治 療 法
・喫煙期間に比例して重度になる ・タールの歯面への着色 ・歯肉の炎症は強く生じないのに，歯槽骨破壊が高度に進行する ・強度の歯肉退縮 ・深い歯周ポケット ・辺縁がロール状の歯肉 ・歯肉のメラニン色素沈着 ・独特の口臭 ・創傷治癒の遅延	**病　因** ・ニコチンや CO(一酸化炭素)その他の有害物質の影響 **診　断** ・歯面の色 ・歯肉の形態・色 ・歯周組織の破壊程度の把握	・禁煙誘導，禁煙支援 ・従来の歯周治療 ・原因の十分な説明

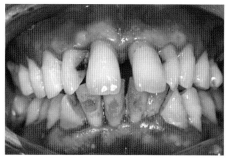

2型糖尿病患者の重度歯周炎

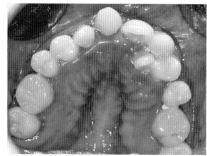

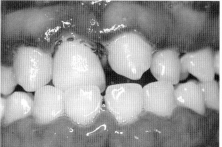

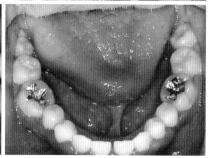

Down 症候群の口腔内
重度の歯周炎を伴う

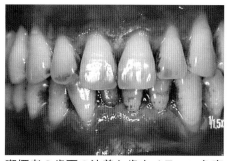

喫煙者の歯面の沈着と歯肉メラニン色素
沈着症

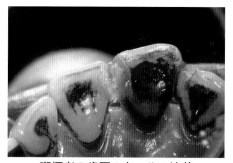

喫煙者の歯面のタールの沈着

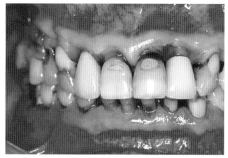

正面：ロール状の歯肉

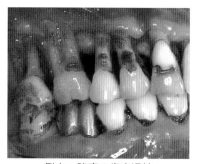

側方：強度の歯肉退縮

喫煙者の重度歯周炎

9　歯周医学（ペリオドンタルメディシン）

歯周医学は，この20年間で飛躍的に発展してきた分野である．歯周病の存在による持続性の炎症刺激がある場合，組織に侵入した微生物や炎症の産物が，血流などを介して全身の臓器に影響を与え，疾患発症の一要因となるとする考え方である．歯周病原細菌が，歯周病だけでなく，心臓やそのほかの臓器の血管障害を引き起こす可能性を提示しており，日本における死亡原因の第2位が心臓血管病，第4位が脳梗塞などの脳血管障害であることから，より重要な意味をもつことは明白である．

歯周病と心臓血管疾患

近年，歯周病の慢性炎症が，心臓の冠状血管病(CVD)や心臓発作に対するリスクを増加させていることが示され，歯周病患者の心臓疾患に罹患するリスクは，健康な口腔内の人に対して，1.8倍から3倍であるとする報告がある．

その原因として，歯周ポケット内のプラーク中の歯周病原性細菌が，心筋に酸素や栄養を供給する冠状血管にアテローム動脈硬化症を発症させることに関与し，その狭窄や塞栓を引き起こす．歯周病部位でのリポポリサッカライド(LPS)およびサイトカインによる血管機能刺激も，心疾患発症の誘因の1つと考えられている．

また同じ機構で脳梗塞が生じる要因にもなる．

口腔内感染と呼吸器感染症

呼吸器感染症には口腔が中心的役割をはたし，プラーク中の *Porphyromonas gingivalis* や *Aggregatibacter actinomycetemcomitans* などの肺への誤嚥が，誤嚥性肺炎や慢性閉塞性肺炎，気管支炎の原因となることが知られている．よって高齢者では，とくに全身の健康を保持するために，口腔衛生管理を徹底し，口腔内のプラークの量を減少させる必要がある．

歯周病と早産，低体重児出産

歯周病が，早産(37週未満の出産)や低体重児出産(2,500g未満の出産)と関連する証拠が数多くあげられている．中等度および重度歯周病の母親から生まれる子どもが低体重児になるリスクは，口腔内が健康な母親と比較して高く，母親の歯周組織の状態が出産状態と関連することが考えられている．その背景には，母親の歯肉溝滲出液中の PGE_2 レベルの上昇や，*Tannerella forsythia* および *Treponema denticola* の存在が，低体重児出産と関連するとの報告がある．先進国での低体重児出産の割合は約10%であるが，歯周病のコントロールによりその値の減少が期待できる．

① 歯周医学の考え方

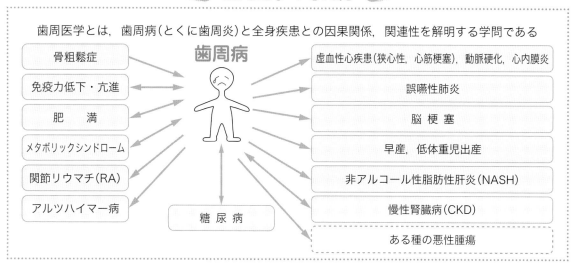

歯周医学とは，歯周病（とくに歯周炎）と全身疾患との因果関係，関連性を解明する学問である

歯周病

- 骨粗鬆症
- 免疫力低下・亢進
- 肥満
- メタボリックシンドローム
- 関節リウマチ(RA)
- アルツハイマー病
- 糖尿病
- 虚血性心疾患(狭心性，心筋梗塞，動脈硬化，心内膜炎)
- 誤嚥性肺炎
- 脳梗塞
- 早産，低体重児出産
- 非アルコール性脂肪性肝炎(NASH)
- 慢性腎臓病(CKD)
- ある種の悪性腫瘍

歯周病と糖尿病

　糖尿病患者は，歯周病の罹患率が高いことが指摘されてきた．その原因として組織免疫抵抗力の低下があげられ，歯周組織が歯周病原性細菌に対して易感染性となることや高血糖による創傷治癒能力の低下などがあげられている．近年，歯周病を未治療のまま放置するとインスリン抵抗性が高まり，血糖値のコントロールが困難になるが，抗菌薬投与やスケーリング・ルートプレーニングによる歯周組織の状態の改善に伴って，血糖値のコントロールが良好になることが示されている(HbA1cが0.3〜0.4減少)．これより，歯周病の存在が糖尿病に対して悪影響を及ぼしていることが考えられる．その機構としてTNF-αなどの炎症性サイトカインが，細胞によるインスリンを用いた糖代謝を妨げ，高血糖が生じるためであると考えられている．

　よって糖尿病患者にとって歯周組織の炎症のコントロールは，糖尿病治療を円滑に進めるうえで，重要な因子となる．

その他

　多くの疾患との関連も解明されてきている．

ここを
チェック!!

　歯周病と全身疾患との関連を考え，全身の健康，すなわち**トータルヘルスケアを達成する手段の１つ**として，歯周病学または歯周治療学を体系づけていこうとする分野が歯周医学である．今後，歯科医師にも医学としての**全身疾患の発症機構や治療法**などの幅広い知識が求められる時代がくることは必至と思われる．

10　歯周組織の加齢変化

　歯周組織：歯肉上皮，結合組織，セメント質，血管などに加齢的変化が認められる．

　歯肉上皮：角化度が亢進し，歯肉固有層の細胞成分は減少，歯肉結合組織は硝子化が起こる．形態的には歯肉退縮として現れる．歯槽粘膜は薄くなり，上皮脚が平坦化する．

　歯根膜：歯根膜腔の狭窄，歯根膜線維の硝子化・石灰化，断裂，歯根膜内の細胞が減少する．

　セメント質：細胞性セメント質がとくに根尖側で形成され，肥厚する．しかしその形成量は，年齢とともに減少する．

　歯槽骨：骨改造現象が低下する．

　歯肉，歯根膜，歯槽骨の血管：動脈硬化が認められることがある．

　これらの変化は，加齢により必ず生じる変化とは限らず，炎症や咬合などの持続的刺激に対応した変化であるとの考え方もある．

　ヒトの成長，成熟，老化の過程で生じる形態的・生理機能的変化を加齢現象という．そのなかで成熟期以降加齢とともに組織や臓器の機能，あるいは統合機能が低下して恒常性を維持することが不可能になる現象を，**老化現象**とよぶ．上記にあげた形態，機能変化は，**高齢者**の歯周組織で明確になってくる．

① 歯周組織の加齢変化

歯の変化	咬　耗	加齢による咬耗進行により咬合面積は増加，正常咬合であっても，加齢による生理的咬耗は進行 →咬合高径低下
	歯髄腔狭窄	1　歯髄腔　→第二象牙質形成により狭窄 2　透明象牙質(硬化象牙質)形成 3　死帯(dead tracts)の出現：象牙細管内が真空になり(細管内の象牙芽細胞突起の完全収縮や象牙芽細胞の死滅)，透過光線では黒い死帯となって観察される
	セメント質の肥厚	加齢により歯根表面のセメント質は増殖，歯根肥大 歯根肥大の原因：セメント芽細胞が増殖し，細胞(性)セメント質を形成するため 歯髄　→線維化(**コラーゲン線維増加**)，変性萎縮，石灰化
歯周組織の変化	歯　肉	組織的には上皮の角化傾向，固有層の細胞成分減少，結合組織の硝子化，歯肉退縮，粘膜の菲薄化
	歯根膜	歯根膜線維の断裂，線維芽細胞の減少
	セメント質	肥厚

Note

歯周病の病態または治癒形態と，歯周ポケットの形態との関連を把握する．とくに歯肉縁上，歯肉縁下ポケットの形態，創傷治癒後のポケットの状態について理解する．

ポケットとは，炎症により歯肉溝が病的に深化した状態をさす．

**歯肉(仮性)
ポケット**

歯肉溝上皮の歯面へ付着位置(アタッチメントレベル)に変化はなく，歯肉が腫脹あるいは増大した結果生じる，相対的なポケット．

**歯周(真性)
ポケット**

上皮性および結合組織性付着が破壊され，その位置が根尖方向へ移動し，歯と歯肉間の断裂が増加し，付着位置が根尖側に移動することで生じるポケット．

骨縁上ポケット：歯周ポケット底の位置が，吸収した歯槽骨頂より歯冠側に位置するもの．

骨縁下ポケット：歯周ポケット底の位置が，吸収した歯槽骨頂より根尖側に位置するもの．骨縁下ポケットは，ポケットを形成している骨壁の数によって，1〜4壁性または混合性の骨欠損に分類される．

ここを
チェック!!

骨縁上ポケットも，骨縁下ポケットも**歯周(真性)ポケット**である．この各ポケットの形態を把握することで，歯周外科手術の適応などを正しく理解することにつながる．

① ポケットと臨床症状の関連

	歯 肉 炎	歯 周 炎
歯肉炎症	＋	＋
	プロービング時の出血	プロービング時の出血
ポケット	歯肉(仮性)ポケット	歯周(真性)ポケット
アタッチメントロス	－	＋
歯槽骨の吸収	－	＋
動 揺	－	＋
		(歯槽骨吸収が進んだ場合)

❷ ポケットの分類

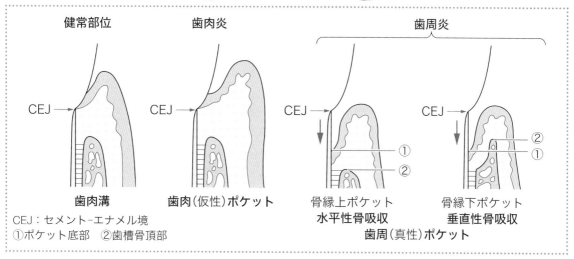

健常部位　　　　　歯肉炎　　　　　　　　　　歯周炎

CEJ　　　　　　　CEJ　　　　　　　CEJ　　　　　　　CEJ

①
②

②
①

歯肉溝　　　　　歯肉(仮性)ポケット　　骨縁上ポケット　　　　骨縁下ポケット
　　　　　　　　　　　　　　　　　　　水平性骨吸収　　　　　垂直性骨吸収
CEJ：セメント-エナメル境　　　　　　　　　　　　　　　歯周(真性)ポケット
①ポケット底部　②歯槽骨頂部

❸ 治療後のポケットの変化

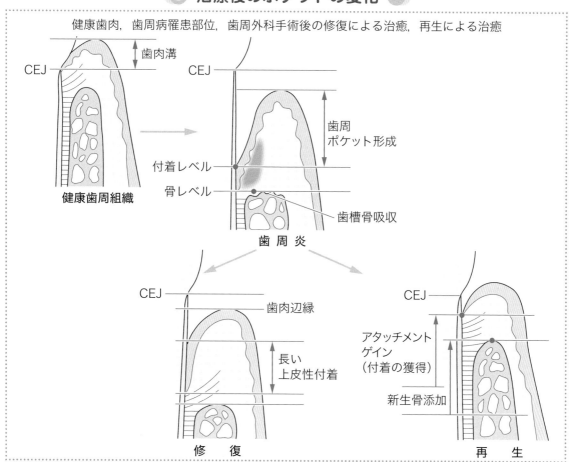

健康歯肉，歯周病罹患部位，歯周外科手術後の修復による治癒，再生による治癒

歯肉溝

CEJ　　　　　　　CEJ

歯周
ポケット形成

付着レベル

骨レベル

歯槽骨吸収

健康歯周組織

歯周炎

CEJ　　　　　　　　　　　　　　　　CEJ

歯肉辺縁

アタッチメント
ゲイン
(付着の獲得)

長い
上皮性付着

新生骨添加

修　復　　　　　　　　　　　　　再　生

45

12 歯周病進行に伴う組織破壊-2 歯槽骨欠損

学習のポイント

歯槽骨の吸収形態を理解する．とくに骨壁数についてはプロービング，エックス線写真などの情報から判断する．

本項目のポイント

1 開窓と裂開は，唇側の骨壁が薄い場合に生じることがある．

2 残存骨壁数により歯槽骨欠損が分類される．ヘミセプター状歯槽骨欠損とは，1壁性の歯槽骨欠損であり，頰(唇)側および舌側の骨壁が吸収し，近心または遠心壁のどちらかが残存している状態である．

3 水平性骨吸収，垂直性骨吸収の違いは p.45 も参照．

ここをチェック!!

骨壁数が最終的に確認できるのは，フラップ手術などで歯肉弁を剝離後，肉芽組織を除去したあとの状態である．歯周組織再生療法の適応症は，骨壁が比較的多く残存する，2壁性および3壁性骨欠損である．実際はクリアカットではなく，複合性の骨欠損も存在する．

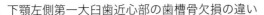

❶ 1壁性および2壁性歯槽骨欠損のエックス線写真

下顎左側第一大臼歯近心部の歯槽骨欠損の違い

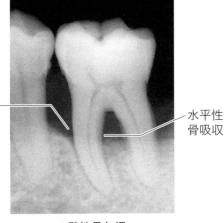

垂直性骨吸収 ／ 水平性骨吸収

1壁性骨欠損

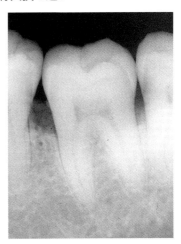

2壁性骨欠損

❷ 歯槽骨の開窓と裂開

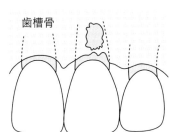

フェネストレーション（開窓）
歯槽骨からの露出歯根部は歯肉で
おおわれている

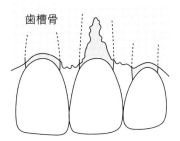

ディヒーセンス（裂開）
歯槽骨からの露出歯根部は歯肉退
縮により部分的に露出する

❸ 歯槽骨欠損の分類（残っている骨の壁の数）

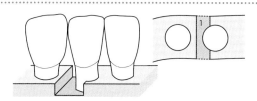

1壁性骨欠損

2壁性骨欠損

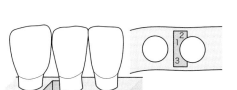

3壁性骨欠損

4壁性骨欠損

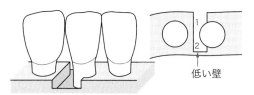

低い壁

1壁・2壁混合性骨欠損

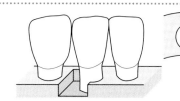

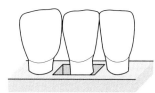

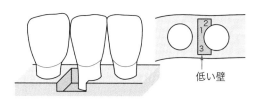

低い壁

2壁・3壁混合性骨欠損

※部分的に骨壁が残存している場合を混合性（図は1壁・2壁と2壁・3壁混合性）骨欠損とよぶ
　骨欠損の形態（骨壁の数）が骨欠損底部と上方部とで異なる状態

（Carranza Jr. F. A., Newman, M. G. ed：Clinical Periodontology., 8 th ed., W. B. Saunders Co., Philadelphia, 1996, 297, 改変）

13 咬合性外傷・咬合の検査と治療

外傷性咬合が咬合性外傷を引き起こす．つまり外傷性咬合は原因となる咬合様式のことで，咬合性外傷は病名である．

一次性と二次性の咬合性外傷がある．それぞれの原因と症状，対処法について理解する．

**咬合性外傷の
定義**

過度の咬合力が歯周組織に起こる病的変化．一次性咬合性外傷と二次性咬合性外傷とに分類される．

一次性咬合性外傷：健康な歯周組織に，ブラキシズムや食いしばり，過高な補綴修復物などによる過度の咬合力が加わることにより生じる歯周組織の変化．

臨床所見としては，歯の動揺，咬合時の疼痛，歯根膜腔の拡大，一部の歯槽骨の機能的要求による吸収が生じる．微生物の侵襲や炎症によるものではない．

二次性咬合性外傷：歯周炎による支持組織の破壊により歯の支持力が低下している状態に，過度または生理的な(通常の)咬合力が加わることで生じる歯周組織の病的変化．

臨床所見としては，歯の動揺，咬合時の疼痛，エックス線写真検査での歯槽骨の垂直性吸収(くさび状欠損)，歯根膜腔の拡大，歯槽硬線の消失などがある．

**咬合性外傷の
治療**

一次性咬合性外傷：習癖への対策により対象歯を安静に保つことで改善される．

二次性咬合性外傷：対象歯の歯周炎の治療による炎症の除去，咬合調整や暫間固定などで対象歯を安静に保つことで改善される．

咬合性外傷であるかどうかの診断は，歯の動揺，咬合痛の有無や歯槽骨吸収形態，咬合面の咬耗状態などがポイントである．主訴として来院する場合が多く，最初に原因の除去が必要である．

検査としては，咬合紙などで咬合状態を印記したり，歯の頰側面に指を当て，咬合時の歯の動揺や揺さぶり，すなわちフレミタスの有無を調べる．

**ここを
チェック!!**

前歯部の咬合性外傷では，**フレアアウト**(扇状に歯列が唇側に傾斜して開く状態)が起こり，歯間部のコンタクトがなくなることで判断できる．臼歯部では，**垂直性の歯槽骨吸収**が近心，または遠心部に生じていることが多い．

① 外傷性咬合の原因

1　ブラキシズム
2　くいしばり
3　強い咬合力：スポーツ選手など
4　早期接触
5　側方圧：咬合干渉
6　食片圧入による歯の移動
7　舌と口唇の習癖(悪習癖)：舌の突出癖
8　咬合位が高すぎる歯冠修復・補綴物
9　不適合な部分床義歯の鉤腕
10　少ない残存歯数による咬合力の集中
11　歯周組織の支持の低下：
　　歯周炎による組織破壊
12　強すぎる矯正力

② 咬合性外傷の臨床症状

1　歯の動揺度の増加：歯の接触時の増加，顎運動時の増加
2　エックス線所見：歯根膜腔の拡大，垂直性骨吸収
3　咬　　耗
4　歯の破折：水平または垂直性破折
5　補綴修復物の脱離
6　舌，頬粘膜の圧痕
7　骨隆起：上顎口蓋正中部，下顎34番舌側部
8　アブフラクション：歯頸部のくさび状欠損
9　歯肉の変化：
　　マッコールのフェストゥーン
　　(えりまき状(ロール状)の歯肉の膨隆)
　　スティルマンのクレフト(Ｖ字状の歯肉退縮)
10　自発痛，咬合痛，打診痛の出現(伴わない場合もある)
11　象牙質知覚過敏

③ 一次性咬合性外傷と二次性咬合性外傷の違い

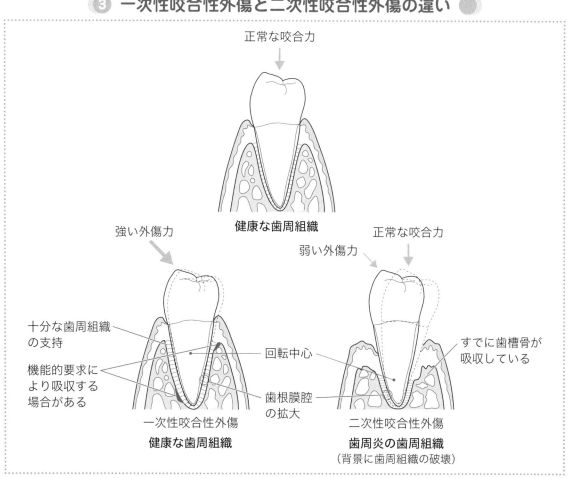

正常な咬合力

健康な歯周組織

強い外傷力

十分な歯周組織
の支持

機能的要求に
より吸収する
場合がある

回転中心

歯根膜腔
の拡大

一次性咬合性外傷
健康な歯周組織

弱い外傷力

正常な咬合力

すでに歯槽骨が
吸収している

二次性咬合性外傷
歯周炎の歯周組織
(背景に歯周組織の破壊)

④ 中心咬合（咬頭嵌合）位での早期接触の咬合調整（Jankelson の分類）

← → 早期接触部位
▨ 削合部位

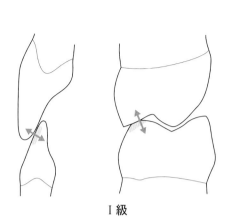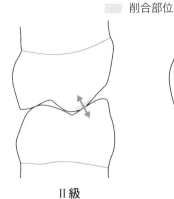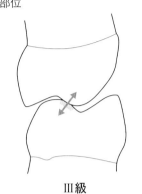

Ⅰ級
上顎頬側咬頭内斜面と下顎頬側咬頭外斜面の早期接触．下顎頬側咬頭外斜面をおもに削合

Ⅱ級
上顎舌側咬頭外斜面と下顎舌側咬頭内斜面の早期接触．上顎舌側咬頭外斜面をおもに削合

Ⅲ級
上顎舌側咬頭内斜面と下顎頬側咬頭内斜面の早期接触．下顎頬側咬頭内斜面をおもに削合

⑤ 側方運動時の作業側の咬合調整

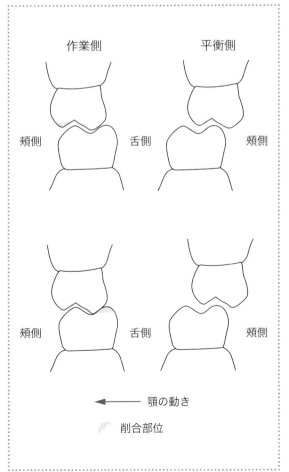

← 顎の動き

▨ 削合部位

⑥ 側方運動時の平衡側の咬合調整

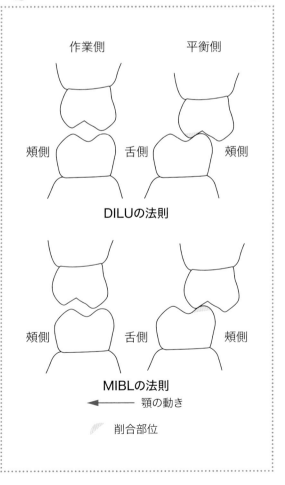

DILUの法則

MIBLの法則

← 顎の動き

▨ 削合部位

❼ 前方運動時の咬合調整

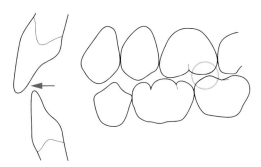

前方運動時に前歯部が接触せず、臼歯部に干渉がみられる場合、干渉部を削合し、前歯部で誘導できるようにする

❽ 中心滑走時の咬合調整

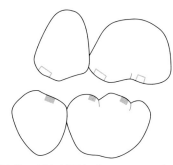

上顎臼歯の近心斜面（□）と、下顎臼歯の遠心斜面（■）を削合し、後方接触位から咬頭嵌合位までの早期接触（中心滑走）を除去する

（申 基詰：標準歯周病学 第4版（鴨井久一 ほか編），医学書院，2005）

❾ 咬合調整の目的と実際

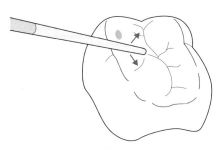

裂溝形成
早期接触や咬耗のみられる歯面に溝を回復させる
テーパー状のダイヤモンドポイントで、図の↑のように、適切な深さまで溝を形成し、そこから少しずつバーを動かし、弧を描きながら球面形成を行う

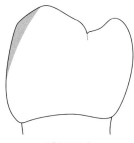

球面形成
火炎状、あるいはテーパー状のダイヤモンドバーを、もとの状態に戻すように弧を描きながら形成する
同時に裂溝も形成する。早期接触部や咬耗面（■部）よりも数mm下まで延長して、形態修正を行う
咬頭頂の高さが変わらない点に注目

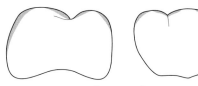

咬頭頂形成
火炎状あるいはテーパー状のダイヤモンドバーを用いて、平坦になった咬頭を解剖学的な形態に修正する。頬舌的に小さな咬合面になるように注意する。裂溝形成、球面形成、咬頭頂形成を行ったあとは、シリコンポイントなどで研磨する

目　的
・咬合力を多数歯に分散させる
・歯軸方向に力が伝わるようにする
・歯の安静をはかる

（申 基詰：標準歯周病学 第4版（鴨井久一 ほか編），医学書院，2005）

学習の
ポイント

　歯周病と歯内病変との複合病変の治療方針は，どちらの疾患に由来するかによって異なってくる．それを鑑別診断するのは，歯周ポケットの深さや形態，そして歯髄の生死である．

本項目の
ポイント

　歯周組織破壊と歯内病変の双方が生じる経路には2通りある．すなわち歯周ポケット由来と歯内病変(根管)由来である．

1　歯内病変が原因で，歯髄壊死，壊疽が生じ，感染根管から根尖性歯周炎に移行し，そこから歯根に沿って周囲の歯周組織が破壊される場合がある．

2　歯周ポケットが深くなり，歯根尖部に達し，根尖，副根管または側枝から歯髄感染が起こり，生活歯髄に異常が生じる場合と，失活し，歯髄壊死にいたる場合とがある．

3　そして，これらの双方の病変が重なるものもある．

4　処置方針は，歯周ポケット由来の場合，根面に付着している歯石やプラークなどの沈着物の除去が基本方針である．それに伴い歯内療法を行う．

5　歯髄炎，歯髄壊疽など，感染経路が根管由来であり，根尖，副根管，側枝などから歯周組織が破壊されていることが考えられる場合は，まず感染根管治療を行い，歯根周囲の歯槽骨の改善状態を観察する．この際，歯周ポケットが形成されていない場合は，歯根周囲の歯周組織の再生は期待できる．しかし歯周ポケット形成を伴う場合は，根管治療と同時に歯周ポケット除去療法を行う．

ここを
チェック!!

　国家試験の出題基準には，**歯周-歯内病変**と**歯内-歯周疾患**という2つの表記があるが，どちらの由来かで使い分けるということではない．現在のところ同義の意味で考えてよいと思われる．複合病変の場合は，予後があまりよくないことが考えられる．

① 歯周-歯内病変の分類

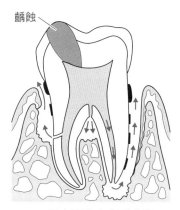

歯内病変由来型疾患
（Class I 病変）

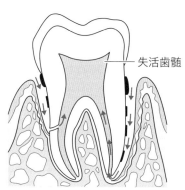

歯周病由来型疾患
（Class II 病変）

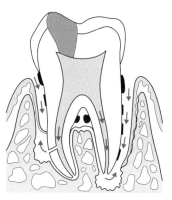

複合型疾患
（Class III 病変）

齲蝕

失活歯髄

→病変の進行経路

（Simon の分類（1972）を参考に作図）

② それぞれの臨床症状と治療方針

分　類	歯　髄	打診痛	歯の動揺	歯周組織	エックス線所見	治療方針
歯内病変由来型疾患（Class I 病変）	歯髄の失活*	あ　り	あ　り	・歯周ポケット形成 ・出血や排膿 ・発赤	根尖部や根分岐部を中心にした透過像と，歯根に沿った歯槽骨の吸収像	歯内療法を優先 ポケットの状況，歯槽骨の改善状況によりルートプレーニングを行う
歯周病由来型疾患（Class II 病変）	生活歯髄だが，反応に異常があり，進行すると歯髄の失活*を生じる	あ　り	あ　り	・深い歯周ポケット形成 ・出血や排膿 ・炎症，腫脹 ・著明なアタッチメントロス	歯槽骨の根尖にいたる吸収像	ポケット形成の原因を除去（ルートプレーニング）失活の場合，歯内療法も行う
複合型疾患（Class III 病変）	歯髄の失活*	あ　り	あ　り	・歯周ポケット形成 ・排膿 ・歯肉の炎症，腫脹	歯槽骨頂部から歯根を取り囲むような吸収像	ポケット形成の原因除去と，歯内療法を同時に行う

*歯髄の失活 →歯髄電気診で生活反応を示さない（陰性）

15　口　　臭

**学習の
ポイント**

口臭とは，呼気とともに口腔から出る悪臭の総称である．国際口臭学会が，分類と治療必要性との関連を提起している．

**本項目の
ポイント**

・**生理的口臭**：増齢，早朝時口臭，空腹時，月経時，緊張時．
・**病的口臭**：口腔局所の疾患（歯肉炎，歯周炎，口腔軟組織疾患，口腔内出血，舌苔，口腔清掃不良，自浄作用低下，齲蝕症，口腔内悪性腫瘍），鼻疾患，呼吸器疾患，消化器系疾患，そのほか（糖尿病，尿毒症，肝臓病など）．
・**心因性口臭**：仮性口臭症，口臭恐怖症など．

口臭の発生は，口腔内に残留するタンパク成分（白血球，剝離上皮細胞，プラーク，舌苔，食物残渣）などが，口腔細菌によりタンパク分解され，含硫アミノ酸より揮発性硫化物などが産生される．また細菌（とくに嫌気性菌）には硫化物産生能を有するものが多い．

口臭の原因物質は，アンモニア，アルコール類（メタノール，エタノール），揮発性脂肪酸，各種アミン，トリプトファン誘導体に加え，揮発性硫黄化合物（硫化水素；H_2S，メチルメルカプタン，ジメチルサルファイド）などの VSC がある．

口臭の測定には，官能試験（人間の鼻による測定）や口臭測定器（ガスクロマトグラフィー，各種の口臭測定専用の機械）などを用いる．

**ここを
チェック!!**

口臭治療には，その原因を突き止め対処することが基本となることはもちろんであるが，仮性口臭症や口臭恐怖症などは，患者の心理に踏み込んだ治療が必要になる．

① 口臭症の国際分類と治療必要性（TN）

真性口臭症 （社会的容認限度を超える明らかな口臭が認められるもの）			仮性口臭症	口臭恐怖症
生理的口臭	病的口臭			
	口腔由来	全身由来		
器質的変化，原因疾患がないもの（ニンニク摂取など一過性のものは除く）	口腔内の原疾患，器質的変化，機能低下などによる口臭（舌苔，プラークなどを含む）	耳鼻咽喉，呼吸器系疾患など	患者は口臭を訴えるが，社会的容認限度を超える口臭は認められず，検査結果などの説明（カウンセリング）により訴えの改善が期待できるもの	真性口臭症，仮性口臭症に対する治療では，訴えの改善が期待できないもの
TN1	TN2	TN3	TN4	TN5
説明および口腔清掃指導（セルフケア支援）	プロフェッショナルケア（PMTC），疾患治療（歯周治療，齲蝕治療など）	医科への紹介	カウンセリング（結果の提示と説明）専門的指導・教育	精神科，心療内科（心療歯科）などへの紹介

TN（treatment needs）2〜5 には，いずれも TN1 が含まれる

② 口臭の指標

口臭の原因物質：揮発性硫黄化合物
（VSC：Volatile Sulfur Compounds）
・硫化水素　H_2S
・メチルメルカプタン　CH_3SH
・ジメチルサルファイド　$(CH_3)_2S$

（八重垣　健, 2009）

16 抜歯の適応

**学習の
ポイント**

歯周病治療のなかで，歯周炎罹患歯の抜歯も歯周基本治療に含まれる．抜歯の判断には，いくつか基準があるとともに，当然のことながら患者の同意が必要とされる．また，各治療後の反応によって再評価のあと，抜歯にいたる場合もある．

**本項目の
ポイント**

歯周炎罹患歯の抜歯の際には，プロービングの値，動揺度，エックス線での歯槽骨所見などの情報を分析し，患者への説明，同意後に処置を行う．

ここを
チェック!!

抜歯には，歯周基本治療に含まれるものがある．炎症を拡大させ，また，歯槽骨吸収が進行することで隣在歯に影響を与えることもあるので，重度の歯周炎の罹患歯は保存不可能と診断し抜歯の対象になることが多い．しかし，歯の保存に対する重要性が高まっているので，抜歯の判断根拠など患者への説明は慎重に行い，同意を必ず得る必要がある．

❶ 抜歯の適応

1 齲蝕の進行が著しい歯
　齲蝕が高度で，処置を行っても機能を回復できない歯
2 根尖性歯周炎で，根管治療，歯根尖切除手術などを行っても保存不可能な歯
　歯根尖の屈曲，根管の狭窄により根管治療が不可能な歯
3 重度な歯周炎で，動揺が著明な歯
　歯槽骨が高度吸収し，動揺が著しく，挺出や傾斜などの位置異常があり，固定も不可能な歯
4 治療に対する反応が悪く，治療効果が得られないと判断できる歯
5 外傷での歯根破折歯
　歯冠から歯根への破折および歯頸部近心の根の破折歯

❷ 歯周炎罹患歯の抜歯の基準

1 歯槽骨の吸収程度：根尖周囲までの吸収
2 歯の動揺度：3度；歯軸方向の揺れ
3 固定不能歯：孤立歯
4 歯の位置異常：挺出，傾斜
5 歯の機能：咬合咀嚼に関与できない，咬合痛がある
6 歯の必要性：補綴物の設計上，無理に保存する必要がない
　　　　　　　補綴物の設計を複雑にし，あとでトラブルのもとになる可能性がある
7 患者の同意：インフォームドコンセントが必要
　　　　　　　（現在では同意書を得る場合もある）

17　歯周病の特徴と指数

**学習の
ポイント**

歯周病の，疾患としての特徴を理解する．歯周病は生活習慣病の１つであり，罹患率は 65〜74 歳の年齢層でピークに達する．よって，それ以前での予防や根本的な治療が必要となる．歯周病の疫学研究の目的は，疾患発症に関係する要因または直接の原因を明らかにし，また病因が解明されている疾患の治療の必要性を評価することである．歯周病の疫学研究では，疾患の病態や進行度を各指数を用いて評価し，得られた結果の経時的推移などを解析し，予防や治療計画に反映させている．出題基準にある各指数の特徴を学習する．

**本項目の
ポイント**

1　慢性歯周炎は環境的な要因が強いが，侵襲性歯周炎は先天的要因が関与するようになる．

2　歯周病に関する指数は，それらのデータを的確に記録するための手法の１つで，簡単で利用しやすく，短時間で診査でき，それが臨床所見と客観的に一致し，再現性が高く，分析性があり，数量的に的確に表現できることが求められる．

3　指数は，口腔清掃度を表す指数，歯肉の炎症を表す指数，歯周炎の病態，そして治療の必要度を表す指数に分けられる．

4　PlI と GI は，プラークの付着状態の変化と，歯肉炎の発症または消退との関連の研究に使用された指数である．

ここを
チェック!!

1960 年代，PlI と GI を用いた，歯科学生に協力を得て行われた実験的歯肉炎の研究によって，口腔清掃停止によるプラーク付着の増加と歯肉炎の発症が確認された．さらにプラーク中細菌叢の嫌気性菌やスピロヘータ主体の細菌叢への変化が確認された．またプラーク除去による歯肉炎の改善から，プラーク除去の重要性が明確になったのもこのころである．わずか 55 年前（1965 年）の出来事である．

PCR のチャートから，どの部位に何を使用してプラークコントロールを行うべきかを判断する．歯間部であればフロスや歯間ブラシ，最後方臼歯の遠心面であればシングルタフトブラシやエンドタフトブラシなどが有効である．

① 生活習慣病

食生活	インスリン非依存性糖尿病，肥満，脂質異常症（家族性のものを除く），高尿酸血症，循環器病（先天性のものを除く），大腸がん（家族性のものを除く），**歯周病**など
運　動	インスリン非依存性糖尿病，肥満，脂質異常症（家族性のものを除く），高血圧症など
喫　煙	肺扁平上皮がん，循環器病（先天性のものを除く），慢性気管支炎，肺気腫，**歯周病**など
飲　酒	アルコール性肝疾患など

② 日本人の1人平均現在歯数と20本以上の歯を有する者の割合の推移

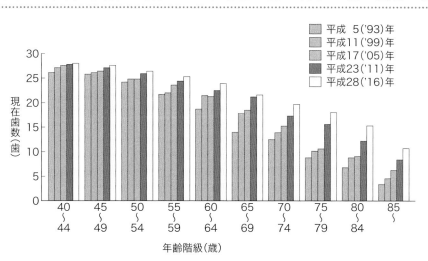

20本以上の歯を有する者の割合

単位%

調査年	年齢階級（歳）									
	40～44	45～49	50～54	55～59	60～64	65～69	70～74	75～79	80～84	85～
平成 5（'93）年	92.9	88.1	77.9	67.5	49.9	31.4	25.5	10.0	11.7	2.8
平成11（'99）年	97.1	90.0	84.3	74.6	64.9	48.8	31.9	17.5	13.0	4.5
平成17（'05）年	98.0	95.0	88.9	82.3	70.3	57.1	42.4	27.1	21.1	8.3
平成23（'11）年	98.7	97.1	93.0	85.7	78.4	69.6	52.3	47.6	28.9	17.0
平成28（'16）年	98.8	99.0	95.9	91.3	85.2	73.0	63.4	56.1	44.2	25.7

8020（80歳で20本以上の歯を保つ）の達成者は51.2%，80～84歳で保たれている歯は約15.3本である

（平成28年歯科疾患実態調査）

③ 歯肉出血を有する者，歯周ポケット保有者の状況

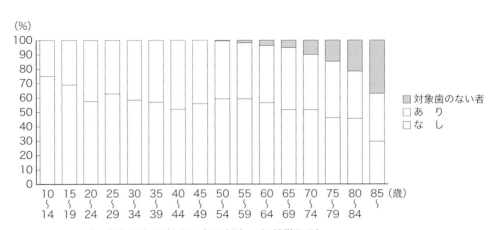

● 歯肉出血を有する者の割合，年齢階級別

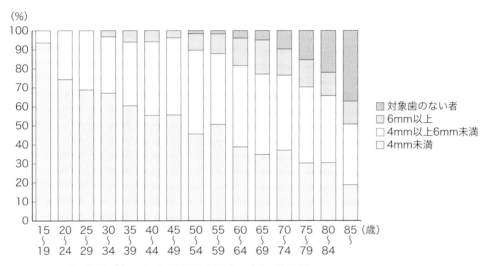

● 歯周ポケットの保有者の割合，年齢階級別

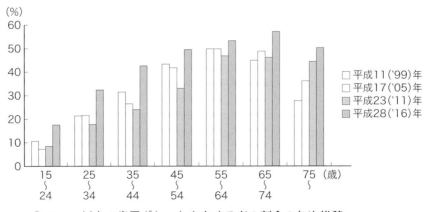

● 4mm以上の歯周ポケットを有する者の割合の年次推移

（平成28年歯科疾患実態調査）

④ 環境因子，宿主関連（遺伝）因子における歯周病の位置づけ

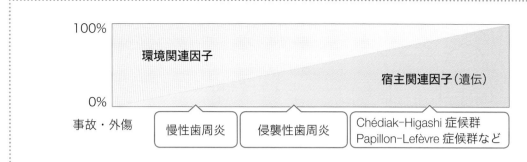

⑤ 歯周病の指数評価目的と種類

口腔清掃度の評価	歯肉の炎症の評価	歯周病の進行状態の評価
1　口腔衛生指数（OHI）	1　歯肉炎指数（GI）	1　Periodontal Index（PI）（Russell）
2　簡易型口腔衛生指数（OHI-S）	2　PMA 指数（PMA Index）	2　Periodontal Disease Index（PDI）
3　プラーク指数（PlI）	3　歯肉出血指数	3　Community Periodontal Index for
4　プラークコントロールレコード（PCR）	（Sulcus Bleeding Index：SBI）	Treatment Needs（CPITN, CPI）
	（Gingival Bleeding Index：GBI）	

⑥ プラーク指数　PlI（Plaque Index）

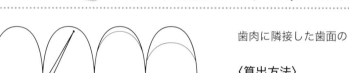

0：プラークは認められない
1：プラークは肉眼的には認められないが
　　プローブで擦過すると認められる
2：プラークが視認できる
3：プラークが大量に認められる

(Silness P, Löe H：Periodontal disease in pregnancy. *Acta. Odontol. Scand.*, 22：121, 1964 より)

歯肉に隣接した歯面のプラークの沈着量を示す指数

〈算出方法〉
全歯または

対象歯 $\dfrac{6\quad2\ \big|\ 4}{4\quad2\quad6}$ の 6 歯

各歯の歯頸部を近心・遠心・頬側・舌側に分けて判定

$$PlI = \dfrac{被検歯面における\ 0\sim3\ の評価値の合計}{被検歯の全歯面}$$

プラークの染め出しは行わず，量を評価する

プラーク指数(DI)

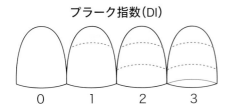

0　1　2　3

Oral Hygiene Index(OHI)(1960)，OHI-S(1964)
歯面を 1/3 ずつ 3 つに区分して，0～3 の評価を与える

プラーク指数 Debris Index(DI)

0：プラークや着色物の付着なし
1：プラークの歯面 1/3 未満の付着または着色物の付着
2：プラークの歯面 1/3 以上 2/3 未満の付着
3：プラークの歯面 2/3 以上の付着

歯石指数(CI)

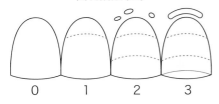

0　1　2　3

歯石指数 Calculus Index(CI)

0：歯石の付着なし
1：歯肉縁上歯石が歯面の 1/3 未満まで付着
2：歯肉縁上歯石が歯面の 1/3 以上 2/3 未満まで付着，または歯肉縁下歯石の点状の付着
3：歯肉縁上歯石が歯面の 2/3 以上付着，または歯肉縁下歯石の帯状の付着

(Greene JC, Vermillion JR：The Oral Hygiene Index：A method for classifying oral hygiene status. *J. Am. Dent. Assoc.*, 1960 より)

OHI

全歯を 6 群(ブロック)に分け，それぞれの中で最も付着量の多い部位の値を各群(ブロック)の代表値とする

口腔を 6 群(ブロック)に分割

7－4	3－3	4－7
7－4	3－3	4－7

$$プラーク指数(DI) = \frac{各群ごとの唇・頬側と舌側の 2 歯面について評価した最高値の合計}{被診査群(ブロック)数}$$

$$歯石指数(CI) = \frac{各群の唇・頬側と舌側の 2 歯面について評価した最高値の合計}{被診査群(ブロック)数}$$

OHI＝プラーク指数(DI)＋歯石指数(CI)
OHI の最高値 12，最低値 0

現在は，OHI-S がおもに使われる

〈OHI-S の検査歯面〉

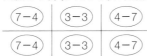

6｜6 の唇・頬面および 6｜6 の舌面

$$プラーク指数(DI) = \frac{プラーク指数の合計}{被験歯面数}$$

$$歯石指数(CI) = \frac{歯石指数の合計}{被験歯面数}$$

OHI-S＝プラーク指数(DI)＋歯石指数(CI)
OHI-S の最高値 6，最低値 0

O'Leary のプラークコントロールレコード
(PCR：Plaque Control Record)

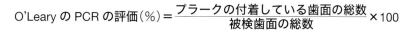

$$O'Leary \, の \, PCR \, の評価(\%) = \frac{プラークの付着している歯面の総数}{被検歯面の総数} \times 100$$

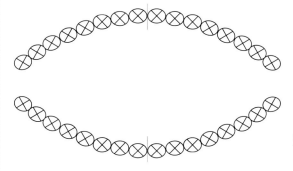

PCR 用のチャート

1歯を4歯面に分け，歯頸部歯面にプラークがなければ空白とする．付着している場合は，その歯面を赤く塗りつぶす(右図の色部参照)

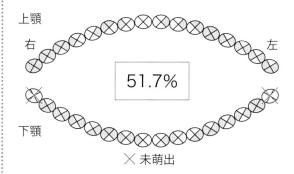

51.7%

上顎
右　左
下顎

× 未萌出

プラークを染め出して評価する

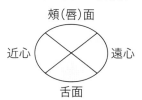

頬(唇)面
近心　遠心
舌面

遠心と舌面にプラークが付着している場合

歯頸部(歯肉辺縁部)を評価する

評価内容からプラーク付着部位に応じて歯ブラシによるブラッシング方法を確認し，後方臼歯部や歯間部に付着が多い場合はシングルタフトブラシや歯間ブラシ，フロスなど補助清掃器具を選択する

$$PCR(個人) = \frac{染め出された歯面の合計}{被検歯面数} \times 100$$

$$PCR = \frac{62}{120} \times 100 = 51.7\%$$

患者も視覚的にプラークを認識できるので，広く用いられる

20%未満が理想とされる

(1972 年，O'Leary)

問題例

46歳の男性．歯肉からの出血を主訴として来院した．初診時および口腔清掃指導2週後のプラークコントロールレコード(PCR)は図に示すとおりであった．

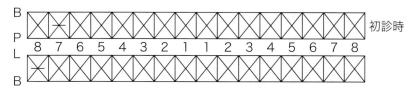

初診時

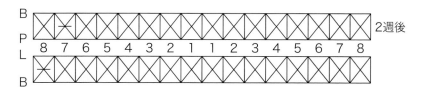

2週後

Q：この時点で行うべき適切な処置はどれか．

Answer：臼歯部のブラッシング法の指導と歯間ブラシの指導

❾ 歯肉炎指数 GI（Gingival Index）

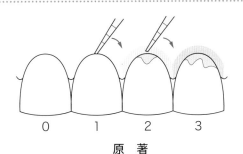

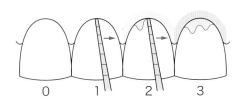

原　著

0：炎症は認められない

1：軽度の炎症．わずかな色調変化．プローブによる歯肉辺縁の擦過により出血なし

2：中等度の炎症．表面の光沢か，発赤，浮腫，腫脹が認められる．歯肉辺縁の擦過により出血が認められる

3：高度の炎症．著明な発赤，腫脹，自然出血の傾向が認められる．あるいは潰瘍形成が認められる

(Löe H, Silness J：Periodontal disease in pregnancy. *Acta. Odontol. Scand.*, 21：533, 1963 より)

改　変(Löe, 1967)

「プローブによる歯肉辺縁の擦過」が「プロービング」に改められた．プロービング後の出血が，なければ 1，あれば 2 を与える

❿ PMA 指数（PMA Index）

「歯肉炎が歯間乳頭部に始まり辺縁歯肉，さらに付着歯肉へと広がる」という臨床所見をもとに，歯肉炎の広がりを表す指数として提唱された

　診査は，口腔全体または前歯部の唇頬側のみに限られ，歯肉を歯間乳頭(P)，辺縁歯肉(M)，付着歯肉(A)の 3 部位に分け，各部位に炎症があれば 1，なければ 0 を与え，それぞれに記録し，合計した数を患者の評価指数とする

　たとえば，$\frac{7+7}{7+7}$ で最高値は P $\frac{13}{13}$ M $\frac{14}{14}$ A $\frac{14}{14}$ ＝82,

　$\frac{3+3}{3+3}$ で最高値は P $\frac{5}{5}$ M $\frac{6}{6}$ A $\frac{6}{6}$ ＝34 で，最小値は 0 となる.

modified PMA 指数の点数加算評価基準

1＋：スティップリングの消失，発赤，腫脹，または加圧により出血するとき

2＋：出血，熱感，歯肉軟化のあるとき

3＋：高度の充血，腫脹があり，自然出血あるいは軽い接触で出血があるとき

(Schour & Massler, 1948)

Russell の PI(Periodontal Index)
または PS(Periodontal Scores), 歯周組織指数

歯周炎の程度を示す指数
臨床診査の基準はフィールド研究の場合とエックス線を併用したときの基準がある

臨床診査の基準

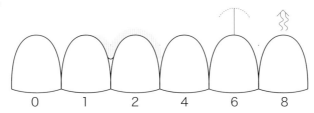

フィールド研究の場合

0：炎症なし
1：軽度の歯肉炎．遊離歯肉の一部に明らかな炎症
2：歯肉炎．炎症が完全に歯の周囲を取り巻いているが，上皮付着の明瞭な破壊は認められない
6：ポケット形成を伴う歯周炎．上皮付着の破壊
8：咀嚼機能の喪失を伴う高度な破壊．歯の弛緩動揺，圧迫により歯槽内に沈下する

エックス線 ←　→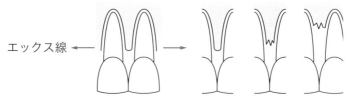

エックス線を併用したときの基準

0〜2：エックス線写真で異常所見なし
　　4：歯槽頂部に初期の切痕状吸収
　　6：歯根長の 1/2 までの水平性骨吸収
　　8：1/2 以上の水平性骨吸収か，歯根膜の拡張，骨縁下ポケット．歯根吸収または根尖部透過像

(Russell AL：A system of classification and scoring for prevalence surveys of periodontal disease. *J. Dent. Res.*, 35：350-359, 1956)

⑫ Ramfjörd の PDI(Periodontal Disease Index)

$$\frac{6}{4\ 1}\bigg|\frac{4\ 1}{6}$$ を基準で評価する

0：炎症なし
1：歯の全周に及ばない軽度から中程度の歯肉の炎症性変化
2：歯の全周に及ぶ軽度から中程度の歯肉の炎症性変化
3：発赤，出血傾向，および潰瘍形成を特徴とする高度な歯肉炎
4：唇(頬)舌(口蓋)側，近遠心側の歯周ポケットが，セメント-エナメル境(CEJ)から
　　根尖側方向 3 mm までの深さ
5：ポケットの深さが CEJ から 3 mm を超えて 6 mm までの範囲
6：ポケットの深さが CEJ から 6 mm を超えている

(Ramfjörd SP：Indices for prevalence and incidence of periodontal disease. J Periodontol, 30：51-59, 1959)

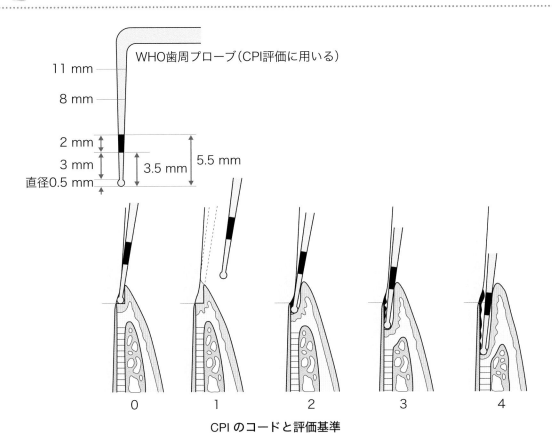

CPI のコードと評価基準

コード：評価基準
- 0：健康（正常）
- 1：プロービング後の出血
- 2：プロービング中に歯石を触知する．しかし，プローブの黒色バンドは見えている；ポケット 3 mm 以下
- 3：ポケット 4〜5 mm；歯肉縁が黒色バンドの間にある
- 4：ポケット 6 mm 以上；黒色バンドは見えない
- X：除外セクスタント；残存歯が 2 歯以下
- 9：記録せず

コード（評価基準）と治療必要度 Treatment Needs(TN)との関連

コード：TN
- 0：0：歯周治療の必要なし
- 1：Ⅰ：プラークコントロール，口腔衛生の改善
- 2，3：Ⅱ，Ⅲ：専門家による処置；プラークコントロールとスケーリング・ルートプレーニングなど（3 はさらに徹底する）
- 4：Ⅳ：複雑な処置；局所麻酔下での歯肉縁下のスケーリング・ルートプレーニング，歯周外科処置など

1997 年に従来の CPITN(Community Periodontal Index of Treatment Needs)（1982 年，Ainamo)から TN の考え方が除外され，CPI となった

(Oral Health Surveys-Basic Methods, 4th ed., 1997)

⑭ CPI(Community Periodontal Index)の評価方法(2013年版)

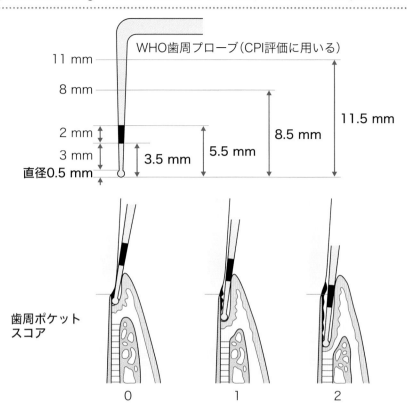

11 mm
8 mm
2 mm
3 mm
直径0.5 mm

WHO歯周プローブ(CPI評価に用いる)

11.5 mm
8.5 mm
5.5 mm
3.5 mm

歯周ポケット
スコア

0   1   2

CPI の判定基準

	コード	所　見	判定基準
歯肉出血スコア	0	健全(出血なし)	以下の所見が認められない
	1	出血あり	プロービング後，10〜30秒以内に出血が認められる
	9	除外歯(測定不能歯)	プロービングができない歯(例：根の露出が根尖に及ぶ)
	×	該当する歯なし(欠損歯)	
歯周ポケットスコア	0	健全(ポケットなし)	以下の所見がすべて認められない
	1	4〜5mm に達するポケット	プローブの黒バンド部内に歯肉縁が位置
	2	6mm を超えるポケット	プローブの黒バンド部が見えなくなる
	9	除外歯(測定不能歯)	プロービングできない歯(例：根の露出が根尖に及ぶ)
	×	該当する歯なし(欠損歯)	
アタッチメントロス	0	0〜3mm	CEJ が黒バンドの下に位置
	1	4〜5mm	CEJ が黒バンド部内に位置
	2	6〜8mm	CEJ が黒バンドの上端から 8.5mm のリングの間までに位置
	3	9〜11mm	CEJ が 8.5mm と 11.5mm のリングの間に位置
	4	12mm 以上	CEJ が 11.5mm のリングより上に位置

2013年版として CPI の変法が提案され，これはプロービングの値，歯肉出血，さらに臨床的アタッチメントレベルの測定(ここでは図は未記載)を含むものとなっている
現在本邦で使用されている歯周病検診の基準はこの 2013年版がベースとなっている

18　歯周病の治療計画と治療の流れ

歯周病の治療は，検査結果に基づく診断と治療計画の立案，そして歯周基本治療，再評価，歯周外科治療，さらに再評価，そしてメインテナンスまたはサポーティブペリオドンタルセラピー SPT(supportive periodontal therapy)(歯周病安定期治療)により治療後の管理を行い，再発防止に努めて，安定した歯周組織を維持していくように努める．それぞれのステップで行う検査方法，治療方法についての用語を正しく覚える．

また病原因子の除去に欠かせない歯周基本治療の目的，種類について学習する．

1　歯周病の診査・検査には，つぎのようなものがある．
　① 主訴と口腔外関連因子の検査
　② 歯周組織破壊状態の検査
　③ 歯周病の病因の検査
　　・炎症性因子の検査
　　・外傷性因子の検査
　　・リスクファクターの検査
　④ 疾病活動性の検査
　⑤ 診査用模型
　⑥ エックス線検査
　⑦ 口腔病態写真検査
　⑧ 歯周病の指数評価
　⑨ 臨床検査
2　歯周基本治療は，歯周病の治療の初めに必ず行う原因の除去治療である．

ここを
チェック!!

歯周治療後の管理として，歯周病安定期治療である**サポーティブペリオドンタルセラピー(SPT)**の概念が最近明確になってきている．これは，たとえば 4 mm 以上のポケットが残存したり歯の動揺が残っていたとしていても，それがプロービング時の出血がないなど，疾患が活動性でない場合，治癒でなく，症状(病態)が安定していると考えることが基本となる．そしてそれがふたたび活動し始めないように，定期的にリコールしてブラッシングの状態などを確認するとともに，PMTC(歯科医師や歯科衛生士による機械的歯面清掃指導：代表例は歯面の研磨)や PCTC(歯科医師や歯科衛生士による化学的歯面清掃指導：代表例は薬剤によるポケットの洗浄(イリゲーション)や含嗽)により管理していく．病態の再発が起こった場合は，再スケーリング，ルートプレーニングや，場合によっては再度の歯周外科手術が可能となる．

❶ 歯周治療の流れ

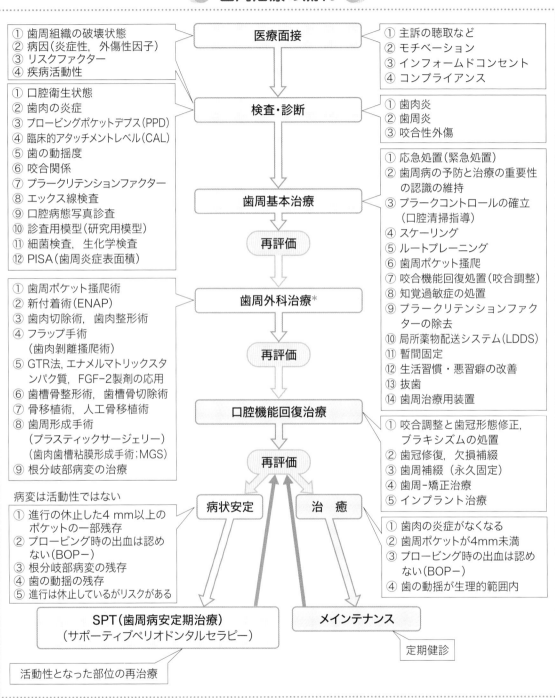

① 歯周組織の破壊状態
② 病因（炎症性，外傷性因子）
③ リスクファクター
④ 疾病活動性

医療面接

① 主訴の聴取など
② モチベーション
③ インフォームドコンセント
④ コンプライアンス

① 口腔衛生状態
② 歯肉の炎症
③ プロービングポケットデプス（PPD）
④ 臨床的アタッチメントレベル（CAL）
⑤ 歯の動揺度
⑥ 咬合関係
⑦ プラークリテンションファクター
⑧ エックス線検査
⑨ 口腔病態写真診査
⑩ 診査用模型（研究用模型）
⑪ 細菌検査，生化学検査
⑫ PISA（歯周炎症表面積）

検査・診断

① 歯肉炎
② 歯周炎
③ 咬合性外傷

歯周基本治療

再評価

① 応急処置（緊急処置）
② 歯周病の予防と治療の重要性の認識の維持
③ プラークコントロールの確立（口腔清掃指導）
④ スケーリング
⑤ ルートプレーニング
⑥ 歯周ポケット掻爬
⑦ 咬合機能回復処置（咬合調整）
⑧ 知覚過敏症の処置
⑨ プラークリテンションファクターの除去
⑩ 局所薬物配送システム（LDDS）
⑪ 暫間固定
⑫ 生活習慣・悪習癖の改善
⑬ 抜歯
⑭ 歯周治療用装置

① 歯周ポケット掻爬術
② 新付着術（ENAP）
③ 歯肉切除術，歯肉整形術
④ フラップ手術（歯肉剝離掻爬術）
⑤ GTR法，エナメルマトリックスタンパク質，FGF-2製剤の応用
⑥ 歯槽骨整形術，歯槽骨切除術
⑦ 骨移植術，人工骨移植術
⑧ 歯周形成手術（プラスティックサージェリー）（歯肉歯槽粘膜形成手術；MGS）
⑨ 根分岐部病変の治療

歯周外科治療*

再評価

口腔機能回復治療

再評価

① 咬合調整と歯冠形態修正，ブラキシズムの処置
② 歯冠修復，欠損補綴
③ 歯周補綴（永久固定）
④ 歯周-矯正治療
⑤ インプラント治療

病変は活動性ではない

① 進行の休止した4 mm以上のポケットの一部残存
② プロービング時の出血は認めない（BOP−）
③ 根分岐部病変の残存
④ 歯の動揺の残存
⑤ 進行は休止しているがリスクがある

病状安定

治　癒

① 歯肉の炎症がなくなる
② 歯周ポケットが4mm未満
③ プロービング時の出血は認めない（BOP−）
④ 歯の動揺が生理的範囲内

SPT（歯周病安定期治療）
（サポーティブペリオドンタルセラピー）

メインテナンス

定期健診

活動性となった部位の再治療

＊治療経過によって行わない場合もある

❷ 歯周基本治療の目的と種類

目　　的	種　　類
1　急性症状の緩解 2　炎症の軽減 3　プラークコントロールのしやすい歯周組織環境の整備 4　口腔衛生の確立 5　炎症性(修飾)因子を可能な限り除去 6　外傷性(修飾)因子の除去と咬合の保全・安定化 7　歯周治療に対するモチベーションの確立と維持	1　応急処置(緊急処置) 2　口腔清掃指導(プラークコントロール) 3　スケーリング・ルートプレーニング 4　歯周ポケット搔爬 5　咬合機能回復処置(咬合調整) 6　暫間固定 7　歯周治療用装置(治療用補綴物)の装着 　　(即時義歯，プロビジョナルレストレーションなど) 8　プラークリテンションファクター，外傷性咬合因子(不良補綴・修復物)の修正・除去 9　齲蝕処置(保存修復処置と歯内治療) 10　局所薬物配送システム(local drug delivery system：LDDS) 11　知覚過敏症の処置 12　食片圧入の防止 13　矯正治療(症例による) 14　保存不可能な歯の抜去 15　生活習慣・悪習癖の改善 16　歯周病の予防と治療の重要性の認識の維持

Note

　歯周病の治療に必要な診察(検査)項目について，方法と，得られる情報のもつ意味を正しく理解する．検査結果は，病態診断および治療効果の評価に用いられる．

1　口腔清掃度の評価は，p.61〜63 参照．

2　プロービングにより得られる情報は，ポケットの深さ，付着の破壊または獲得の程度，ポケットの内面部またはポケット底部の抵抗性と炎症の存在の有無などである．

3　付着歯肉の幅は，プラークコントロールのしやすさやポケットのつくりやすさなどと関連する(幅が狭いとブラッシングがしにくく，また辺縁歯肉に粘膜可動部の機械的な刺激が伝わりやすい)．また GTR 法の適応症の検討時，膜を付着歯肉(角化歯肉)で確実に被覆できるかどうかの判断基準ともなる．

4　動揺度(Miller の分類)は，歯周組織の破壊程度を総合的に評価できる検査項目と考えられる．3 度の動揺は，歯根尖部にいたる歯槽骨吸収が存在する可能性が高く，抜歯にいたるケースが多い．

5　根分岐部病変の診査には根分岐部用プローブを用いて，垂直的に測定するとともに，水平的な骨吸収状態を各分類に従い評価する．

6　歯肉退縮の分類として Miller の分類(動揺度のものとは異なる)があり，評価基準と根面被覆をねらったプラスティックサージェリーの成功率とが関連している．

7　エックス線検査は，歯周組織に関する多くの情報を提供する．しかし唇(頬)舌的な情報が重なっていることに注意する．

8　GCF(歯肉溝滲出液)の検査は開発途上のものが多いが，単位時間の液量や含まれる物質(ヘモグロビンや AST，細菌由来の酵素など)の量が，炎症の存在や歯周組織の破壊程度と関連していることが示されている．

9　微生物の検査として，位相差顕微鏡や暗視野顕微鏡による形態的な評価，または培養法による歯周病原性細菌の存在，PCR 法により菌の存在やそれらの数などの検索がある．

ここを
チェック!!

　診察(検査)に関する知識は，**治療計画の立案**，または**予後の判定**に欠かせない情報である．さらに治療に対する組織の応答，すなわち**治癒の反応**を知ることもできる．すべての検査を画一的に行うのでなく，主訴に応じて優先すべき検査を選択することも必要である．

① 歯周組織検査の種類

項　　目	検査内容	目　　的
医療面接 （病歴聴取）	主訴，現病歴，既往歴（歯科，医科），家族歴，生活歴，患者・家族の考え方・希望	現在の口腔内，全身状態，生活環境などを把握
口腔検査	① プラーク指数（PlI），PCR ② 歯肉炎指数（GI） ③ 排　膿 ④ プロービングポケットデプス（PPD） 　またはプロービングデプス（PD） ⑤ 臨床的アタッチメントレベル（CAL） 　またはアタッチメントレベル（AL） ⑥ プロービング時の出血（BOP） ⑦ 根分岐部病変 ⑧ 歯の動揺度 ⑨ 歯列・咬合の検査 ⑩ 診査用模型 ⑪ 口腔病態写真診査	① 口腔内の清掃状態の把握 ② 患者のモチベーションの向上 ③ 歯周組織の状態の把握 ④ 歯周病の進行程度の把握 ⑤ 付着歯肉の幅の評価 ⑥ 咬合状態の把握 ⑦ 歯肉の色調，歯列の把握
画像検査	二次元画像検査 エックス線単純撮影（口内法） 二等分（画）法，平行法，咬翼法，パノラマエックス線写真 三次元画像検査	① 歯槽骨の状態の把握 ② 歯周病の進行程度の把握
細菌検査	位相差顕微鏡，暗視野顕微鏡による観察 PCR（Polymerase Chain Reaction）法，培養による菌種の同定	① 歯周病原性細菌の存在の把握 ② 口腔内の清掃状態の把握
歯肉溝滲出液	液量測定，ヘモグロビン・酵素の測定	歯周病の存在と進行度の把握
血液検査	血清抗体価検査	歯周病原性細菌に対する免疫抵抗力の把握

② 歯周組織のプロービングから得られる情報

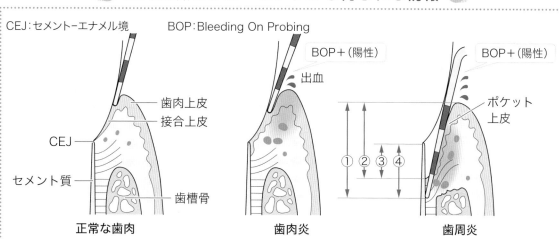

CEJ：セメント-エナメル境　　BOP：Bleeding On Probing

BOP＋（陽性）　出血

BOP＋（陽性）

歯肉上皮
接合上皮
CEJ
セメント質
歯槽骨

ポケット上皮

① ② ③ ④

正常な歯肉　　　　歯肉炎　　　　歯周炎

①：プロービングポケットデプス（PPD），プロービングデプス（PD）とよぶ場合もある
　　ポケット底部に炎症がある場合，プローブが貫通して出血する
②：理論上のプロービングポケットデプス（プローブがポケット底部を貫通しないと仮定した場合）
③：理論上の臨床的アタッチメントレベル（プローブがポケット底部を貫通しないと仮定した場合）
　　この状態では基準点の CEJ が歯肉縁下のため，現実的にはみえないので，ここを基準点に設定できない
④：臨床的アタッチメントレベル（CAL），アタッチメントレベル（AL）とよぶ場合もある
　　この状態では基準点の CEJ が歯肉縁下のため，現実的にはみえないので，ここを基準点に設定できない

③ 歯周組織のプロービング時のプローブの動かし方

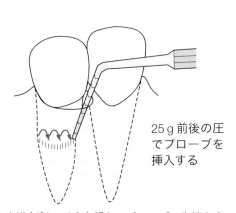

25g前後の圧でプローブを挿入する

歯肉溝（ポケット）底部を，プローブの先端を底をなぞるように，歩かせるように移動させる
Walking Probe（ウォーキングプローブ）

接触点

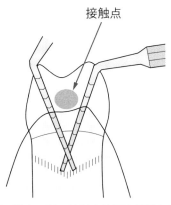

隣接面の診査では，接触点直下を慎重に診査する
※この部位が深い場合が多い

④ 付着歯肉の幅の測定方法

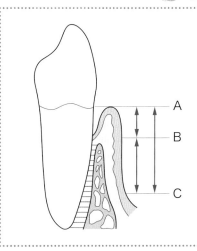

A
B
C

〈測定項目〉　① 歯肉溝またはポケットの深さをプローブで計測
　　　　　　② 歯肉辺縁から歯肉歯槽粘膜境（MGJ）までの距離の測定
　　　　　　　歯肉歯槽粘膜境（MGJ）は頬や口唇の牽引，プローブの腹による圧迫などによる可動部と非可動部の境界を探ることや，粘膜への浸透性を利用して，ヨード溶液による染色で鑑別する
　　　　　　③ 付着歯肉の幅（B−C）
　　　　　　　＝辺縁歯肉から歯肉歯槽粘膜境（MGJ）までの距離（A−C）−歯肉溝またはポケットの深さ（A−B）

⑤ 歯の動揺度の分類（Miller の判定基準）

動揺度	名　称	臨床的判定基準	頬舌方向へ動く範囲
0度	生理的動揺	ほとんど動きを感じない ほかの歯にくらべ下顎前歯でやや大きい	0.2mm以下
1度	軽度の動揺	唇（頬）舌方向にわずかに動く	0.2〜1.0mm
2度	中等度の動揺	唇（頬）舌方向に約1〜2mm動く 近遠心方向にもわずかに動く	1.0〜2.0mm
3度	高度の動揺	唇（頬）舌，近遠心方向に約2mm動く さらに，垂直（歯軸）方向にも動く	2.0mm以上

⑥ 根分岐部病変の評価基準

Glickman（1958）による水平的評価

1級：根分岐部に病変があるが，臨床的・エックス線的に異常を認めない

2級：根分岐部の一部に**歯槽骨**の破壊と吸収が認められるが，
　　　歯周プローブを挿入しても根分岐部を貫通しない

3級：根分岐部直下の骨が吸収し，頬舌的あるいは近遠心的に歯周プローブが貫通するが，
　　　根分岐部は**歯肉**でおおわれている

4級：根分岐部が口腔内に露出しており，歯周プローブが貫通する

Lindhe（1983）による水平的評価

1度：水平的な歯周組織のアタッチメントロスが歯の幅径の 1/3 以内のもの

2度：水平的なアタッチメントロスが歯の幅径の 1/3 を超えるが，
　　　根分岐部を**歯周プローブ**が貫通しないもの

3度：完全に根分岐部の付着が破壊され，頬舌的あるいは近遠心的に歯周プローブが貫通するもの

（p.120～121，❺❻ 参照）

⑦ 歯肉退縮の分類（Miller の分類）

1級：辺縁歯肉が，歯肉歯槽粘膜境
（MGJ）を越えて退縮していない歯
肉退縮
隣接歯間の軟組織あるいは歯槽骨
も失われていない
100％の被覆が可能

2級：辺縁歯肉が，歯肉歯槽粘膜境
（MGJ）を越えて退縮している歯肉
退縮
隣接歯間の軟組織あるいは歯槽骨
も失われていない
100％の被覆が可能

3級：歯間乳頭がセメント-エナメル境
よりも根尖側にあるが，辺縁歯肉
よりは歯冠側に位置している
隣接面間の歯槽骨の欠損を伴った
歯肉退縮がある
100％の被覆は不可能

4級：歯間乳頭の一方，または両方が辺
縁歯肉と同じ高さである，歯間部
に歯槽骨と軟組織の欠損がある
根面被覆は不可能

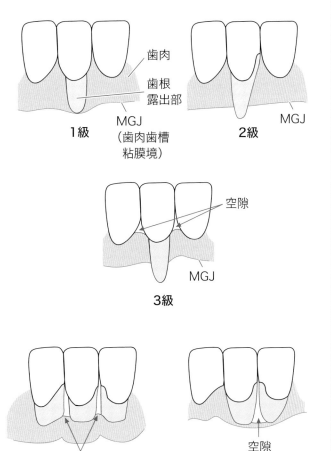

歯肉
歯根露出部
MGJ（歯肉歯槽粘膜境）
1級

MGJ
2級

空隙
MGJ
3級

空隙
4級
空隙

（鴨井久一 ほか：歯科学生のための診査・検査学入門，永末書店，2006，一部改変）

8 エックス線検査から得られる情報

歯に関する所見	歯槽骨に関する所見
1 歯冠・歯根比 　(歯槽骨内の歯根部分と，それ以外の比率) 2 歯石の付着(多量の場合) 3 歯根の形態と吸収の有無 4 セメント質肥大 5 齲蝕の存在と程度 6 修復物および補綴物の適合状態 7 喪失歯，過剰歯，埋伏歯の存在 8 歯根の破折状態(高度のもの) 9 歯根の離開度	1 歯槽硬線(白線)の消失や肥厚 2 歯根膜腔の消失や拡大(歯根膜の炎症，咬合性外傷など) 3 歯槽骨頂部の位置や明瞭度 4 歯槽骨の破壊の程度 5 根分岐部の骨吸収の存在と程度 　(根との重なりで読影できない場合がある) 6 骨梁構造の変化

9 歯肉溝滲出液(GCF)の成分の検査項目

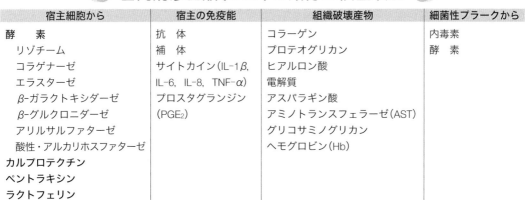

宿主細胞から	宿主の免疫能	組織破壊産物	細菌性プラークから
酵　素 　リゾチーム 　コラゲナーゼ 　エラスターゼ 　β-ガラクトキシダーゼ 　β-グルクロニダーゼ 　アリルサルファターゼ 　酸性・アルカリホスファターゼ カルプロテクチン ペントラキシン ラクトフェリン	抗　体 補　体 サイトカイン(IL-1β, IL-6, IL-8, TNF-α) プロスタグランジン (PGE₂)	コラーゲン プロテオグリカン ヒアルロン酸 電解質 アスパラギン酸 アミノトランスフェラーゼ(AST) グリコサミノグリカン ヘモグロビン(Hb)	内毒素 酵　素

軽度の歯肉炎の進行に伴い，単位時間当たりに滲出する GCF 量は増加するので，ペリオトロン® という機械で単位時間内に滲出する GCF 量を測定し，歯肉炎を評価する方法もある

(RC Williams 1992 を一部改変)

Note

　歯周病を背景にもち，歯肉膿瘍，歯周膿瘍による腫脹や疼痛を主訴に来院するケースが多い．この場合は，すみやかに応急処置(緊急処置)を行う．薬剤を有効に使用する．

1　歯肉の一部に炎症が限局した歯肉膿瘍と，歯周炎が背景にあり，広範囲に急性炎症を伴う急性歯周膿瘍と，慢性化した慢性歯周膿瘍とがある．

2　歯肉膿瘍は，歯周ポケットの存在と関係なく，辺縁歯肉や歯間部歯肉の結合組織に限局して現れる，軽度の疼痛，腫脹である．原因は，外部刺激や外傷による感染である．

3　歯周膿瘍は，歯周ポケット内の細菌感染で生じる局所的化膿性炎症である．急性歯周膿瘍の場合は，激しい疼痛や打診痛，リンパ節の腫脹を伴うが，慢性化した場合は，鈍痛や排膿路としての歯肉の瘻孔(フィステル)を認める．糖尿病や全身疾患などに罹患し抵抗力が減少しているときに罹患しやすい．

4　それぞれ原因を把握し，異物が確認できれば除去し，消炎鎮痛処置と排膿，排膿路の確保，消毒，患歯の安静などをはかり，抗菌薬などの投薬を行う．

5　外傷性咬合がある場合は咬合調整を行う．動揺歯に対しては暫間固定を行う．

ここを
チェック!!

　重度の場合は，切開またはポケット内搔爬で**排膿**させ，組織の内圧を下げ，そのあと排膿路を確保することが基本だが，排膿が必ずしも達成できるケースばかりでない．自発痛を訴えていることが多いので，**消炎鎮痛薬**と**抗菌薬**の経口投与が必要である．

① 急性歯周膿瘍と慢性歯周膿瘍 (p.31 参照)

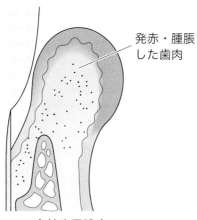

発赤・腫脹
した歯肉

急性歯周膿瘍
著明な腫脹と痛みを伴う

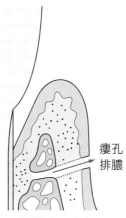

瘻孔
排膿

慢性歯周膿瘍
排膿路ができたため慢性化する

	歯肉膿瘍	歯周膿瘍
原　因	細　菌	細　菌
引き金	魚の小骨，歯ブラシの毛	ポケットへの機械的刺激，咬合性外傷など
頻　度	少ない	多　い
重傷度	軽　い	重　い
範　囲	せまい	比較的広い
ポケットとの関係	有無にかかわらず起こる	複雑で深いポケットに好発

歯肉膿瘍，歯周膿瘍は，糖尿病や全身疾患などに罹患し，抵抗力が低下しているときに起こりやすい

② 急性歯周膿瘍の治療法

1 **排膿路の確保**
　・歯周ポケットからの排膿
　・膿瘍部の切開
2 **患部の洗浄と消毒**（強い圧は加えない）
3 **消炎鎮痛薬，抗菌薬の投与**
　・全身投与
　・局所投与（強い圧は加えない）（局所薬物配送システム（LDDS，p.132 参照）を用いることもある）
4 **暫間固定，咬合調整**

慢性のものは，急性化しないように留意しながら原因の除去を行う

学習の
ポイント

プラークは歯周病の初発因子(直接因子)であり，これを歯周組織から除去することが歯周治療の根幹である．機械的プラークコントロールの代表例がブラッシングである．また化学的プラークコントロールは，殺菌薬の含嗽，イリゲーション(ポケット内洗浄)などで，効果と方法について学ぶ．

本項目の
ポイント

1　プラークコントロールは，歯周治療期間，そしてメインテナンスにいたっても，モチベーション(動機づけ)の維持が重要である．

2　プラークコントロールには，物理的(機械的)，化学的なものがある．対象とするプラークは，歯肉縁上と縁下のものがある．とくに縁下のプラークコントロールは，粗糙な歯石や根の表面などに付着しているプラークを除去する意味から，スケーリングやルートプレーニングも含まれる．

3　ブラッシングの種類は，手用歯ブラシによる毛先を用いる方法と，毛束の脇腹を用いる方法とがある．毛先を使用する方法は，歯周病予防に対してより効果的であるとされる．電動歯ブラシも多機能のものが登場し，手用歯ブラシと同等またはそれ以上のプラークコントロールの効果が報告されている．

4　歯ブラシでプラークコントロールができない場所に対しては，補助的な清掃用器材としてデンタルフロス，スーパーフロス，歯間ブラシ，歯ブラシよりも毛束が小さいインタースペースブラシ，エンドタフト，シングルタフトブラシ，タンデックスソロなどを使用する．

5　水流による清掃用具(ウォーターピック)などは，プラークは粘着性があるのでそれだけでの除去は困難である．

**ここを
チェック!!**

プラークコントロールのPCR(p.63)の理想的到達目標は20%未満である．これは努力が必要な数値であるが，補助的な清掃用器材の使用や，小矯正による歯の叢生の改善，冠の不適合部辺縁の段差の修正，齲蝕歯の治療などの，**プラークのリテンションファクター**(プラークの沈着しやすい部位)を口腔内から取り除くことで，達成に大きく近づけることができる．

❶ モチベーションの手法とプラークコントロール

モチベーションは，心理学的には「学習，刺激入力」「潜在的満足の意識化」「目標の設定」「目標指向的行動」「報酬／満足」の5つのステップからなる

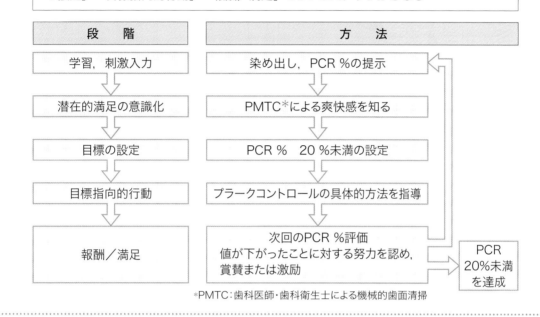

段　階	方　法
学習，刺激入力	染め出し，PCR％の提示
潜在的満足の意識化	PMTC*による爽快感を知る
目標の設定	PCR％　20％未満の設定
目標指向的行動	プラークコントロールの具体的方法を指導
報酬／満足	次回のPCR％評価 値が下がったことに対する努力を認め，賞賛または激励 → PCR 20%未満を達成

*PMTC：歯科医師・歯科衛生士による機械的歯面清掃

❷ プラークコントロールの種類

	手　段	
	物理的	化学的
歯肉縁上プラーク	歯ブラシ，歯間ブラシ デンタルフロス トゥースピックなど	歯磨剤 洗口剤 など
歯肉縁下プラーク	スケーリング・ ルートプレーニング* 歯周ポケット掻爬など*	殺菌薬 抗菌薬 など

*歯石は表面が粗糙でプラークのリテンションファクターになるので，歯石と同時にプラークも除去するという考え方

❸ ブラッシング方法の種類

手用歯ブラシ	毛先を 用いる方法	バス法 スクラッビング法 フォーンズ法 水平法 垂直法 1歯ずつの縦磨き法
	毛束の脇腹を 用いる方法	ローリング法 スティルマン原法 スティルマン改良法 チャーターズ原法 チャーターズ改良法 ゴッドリーブの垂直法

電動歯ブラシ，音波歯ブラシ，超音波歯ブラシ

方法		歯ブラシの使い方	難易度	プラーク除去	歯肉マッサージ	歯間部清掃	研磨と摩耗	適応・応用範囲・特色
毛先を用いる方法	バス法	歯ブラシの毛先を歯軸に対して45度に当てる(毛先が歯肉縁下に入るように)小刻みに圧迫振動を加える	ややむずかしい	+	+	+	−	歯頸部の清掃に効果的.舌側面によい歯周病患者への対応に向いている
	スクラッビング法	歯冠中央に歯ブラシを当て,小刻みに横磨きのストロークを加える 舌口蓋側 唇頰側	容易	++	+	+	+	導入によい.歯肉溝部に毛先を当て,圧迫振動を加えてもよい(変法)
	フォーンズ法	毛先を使って,唇側面では円を描き,舌側面では前後に円を描く 歯ブラシ	容易	++	+	+	++	片顎のみでも行える最後方臼歯遠心面など歯肉を傷つけやすい
	1歯ずつの縦磨き	垂直法(毛先を歯面に当て,上下にこする)を1歯ずつ行う	中程度	++	+	++	+	毛先を歯肉にまで及ぼすとよい

⑤ 化学的プラークコントロールに用いられる薬剤の種類

抗菌作用		抗炎症作用	その他の作用
フェノール化合物(マスティックエッセンシャルオイル)		トラネキサム酸 フェノール化合物	界面活性剤(プラークの分離作用) 酵素(デキストラナーゼ)
界面活性剤(殺菌作用)	クロルヘキシジン* 四級アンモニウム化合物		
ハロゲン含有化合物(ヨード製剤,フッ化物) 過酸化物(オキシドール)			
抗菌薬(ペニシリン系,テトラサイクリン系,マクロライド系など)			

*日本では積極的には使用されず,一部の洗口剤に低濃度(0.01%)で含まれる

方　法	歯ブラシの使い方	難易度	プラーク除去	歯肉マッサージ	歯間部清掃	研磨と摩耗	適応・応用範囲・特色
ローリング法（回転法）	毛先が根尖に向くように脇腹を歯と歯肉に押し当て，つぎに回転させながら切端，咬合面方向へ移動	中程度	+	+/−	+	+/−	操作が比較的容易 齲蝕予防に加え歯周病の予防にも用いられるが歯頸部にプラークが残りやすい 回転を与えすぎる点に注意
スティルマン原法	毛先を根尖に向け，毛先が歯軸に対して45度に歯肉と歯頸部に接触するように当て，圧迫振動	むずかしい	+/−	++	+	−	
スティルマン改良法	スティルマン原法（圧迫振動）＋ローリング法 （切端，咬合面方向への回転）	むずかしい	+	++	+	+/−	
チャーターズ法（改良法）	毛先を切端，咬合面方向に向け，脇腹を歯面に当て，毛先が歯間部に入ったところで圧迫振動後，歯肉方向へ移動	むずかしい	+	++	++	−	歯間空隙のある高度の歯周病患者，歯肉増殖，歯列不正のある患者

毛束の脇腹を用いる方法

⑥ 歯磨剤の歯周病予防・対策のための成分

作　用	薬物名	特　徴
殺菌剤 （浮遊菌，表層菌 に作用）	塩化セチルピリジニウム（CPC）	陽イオン界面活性剤の一種で，ブドウ球菌などのグラム陽性バクテリアに対する強い殺菌作用と真菌への殺菌作用を有する
	塩化ベンゼトニウム（BTC）	陽イオン界面活性剤の一種で，塩化ベンザルコニウムと同じく殺菌作用があり，逆性石鹸として殺菌・消毒用に用いられ，グラム陽性・陰性細菌に有効である
	塩化ベンザルコニウム（BKC）	陽イオン界面活性剤の一種で，グラム陽性・陰性細菌に有効である
	クロルヘキシジン（CHX）	陽イオン界面活性剤の一種で，ブドウ球菌などのグラム陽性バクテリアに対する強い殺菌作用があり，真菌に対しても殺菌作用を有する
	ラウロイルサルコシンナトリウム（LSS）	陰イオン性界面活性剤で，優れた浸潤性・緩和な脱脂性・殺菌作用と洗浄力があり，起泡剤・乳化剤・洗浄剤・殺菌剤として用いられる．洗剤にも柔軟剤として使われる
	マスティックエッセンシャルオイル	樹脂．嫌気性グラム陰性菌に抗菌作用
殺菌剤 （バイオフィル ム内に作用）	イソプロピルメチルフェノール（IPMP）	試験管内で広範囲の抗菌・抗真菌スペクトルを有する．高い安全性を有し，皮膚刺激性，アレルギー性も少ない．抗酸化性，紫外線吸収性も有する
	チモール（IPMPの異性体）	広範囲の抗菌・抗真菌スペクトルを有し，特異臭，刺激性などの欠点はあるが，高い脂溶性と口腔殺菌薬としての特異性と，高い蒸気圧でのガス化抗菌防黴性・防虫性，そのほか抗酸化性などを有する
	トリクロサン（TC）	広く一般細菌に使用され，とくにブドウ球菌などグラム陽性菌に対する静菌力が強い．真菌類に対してはやや弱い．石鹸，シャンプー，歯磨剤など，医薬部外品で殺菌作用を特徴とする製品に配合される
消炎剤 （歯肉に作用）	β-グリチルレチン酸	
	グリチルレチン酸	消炎，抗アレルギー，溶血阻止作用
	ε-アミノカプロン酸	消炎，抗プラスミン作用
	塩化リゾチーム	消炎酵素作用
	サリチル酸メチル	プロスタグランディン抑制
	シネオール	消炎，抗菌作用
止血剤と消炎剤 （歯肉に作用）	トラネキサム酸（TXA）	フィブリンの分解による出血を抑制．抗プラスミン作用で消炎効果も有する
	アスコルビン酸（ビタミンC）	コラーゲン合成と血管壁の細胞結合の促進
血行促進剤 （歯肉に作用）	酢酸トコフェノール（ビタミンE）	毛細血管の循環系を改善
細胞賦活剤 （歯肉に作用）	塩酸ピリドキシン（ビタミンB6）	アミン酸代謝に必要な成分
収斂剤 （歯肉に作用）	アラントイン	消炎効果，細胞活性化
	塩化ナトリウム（塩）	タンパク凝固作用
その他 （歯肉に作用）	ヒノキチオール	消炎効果，防腐作用
	OIM加水分解コンキオリン	コラーゲンやエラスチンの増殖を促進させ，皮膚組織の新陳代謝を促進

歯磨剤には従来からの成分，フッ化物などに加えて，歯周病予防・対策を期待して，さまざまな成分が含有されている

Note

プラークが石灰化した歯石は，手用スケーラーや超音波スケーラーにより機械的に除去し(スケーリング)，根面の処理を行う(ルートプレーニング)．ここでは手用スケーラーのキュレットの特徴とルートプレーニングの目的と方法，またポケット掻爬の目的と方法，ポケット内の洗浄方法を理解する．

1　手用スケーラーは，超音波スケーラーと比較して手指の感覚に優れる．また少量の歯石を探知して除去するためには有利である．しかし多量の歯石については，超音波スケーラーのほうが除去効率に優れるが，根面の滑沢化は行われない．

2　各種の手用スケーラーの刃部の形態，構造により，使用部位，適用歯面などが決められている．

3　鋭匙型スケーラーの使用法として，引く操作と，低頻度であるが押す操作がある．基本的には第一シャンクを歯面と平行にする．

4　スケーリングは，歯石および歯面に付着したプラークを除去する．

5　ルートプレーニングは，汚染セメント質の除去と根面の滑沢化を行い，歯根表面の生物学的環境を整え，歯肉の付着によるポケットの減少をはかる．

6　歯周ポケット掻爬は，スケーリング，ルートプレーニングに加え，ポケット内縁部の炎症歯肉を除去し，ポケットを減少させる．

7　スケーリング後の硬組織の削片やプラークなどを洗い流すために，各種の溶液によりポケット内洗浄(ポケットイリゲーション)を行う．これは急性炎症があるときや深いポケットの管理のために，スケーリングなどをしない場合でも行われる．

8　歯石除去の成功率は，対象とするポケットの深さが5mmを超えるとかなり低くなる．しかし一度処置をすると歯肉が退縮し，浅くなるので，つぎの処置の成功率が高まる．ポケットの深さだけでなく，根の形態なども歯石を残存させる原因となる．

9　スケーリングとルートプレーニングの術式を総称して，SRP(Scaling Root Planing)という用語も用いられている．このSRPは歯根面のデブライドメントである．

**ここを
チェック!!**

スケーリング後，5mm以上のポケットが残存した場合，スケーリング，ルートプレーニングの成功率は高くないので(p.90参照)，歯石を直視して，明視野下で処置を行う**フラップ手術**などの歯周外科手術の選択が処置方針として考えられる．

ポケット掻爬，ポケットイリゲーション

① 手用スケーラーと超音波スケーラーの特徴

	手用スケーラー	超音波スケーラー
歯石の除去効率	○	◎*
微細な歯石の除去効率	◎	○
根面の滑沢化	◎	△
手指の感覚	◎	△

*とくに多量の縁上歯石

② 手用スケーラーの構造

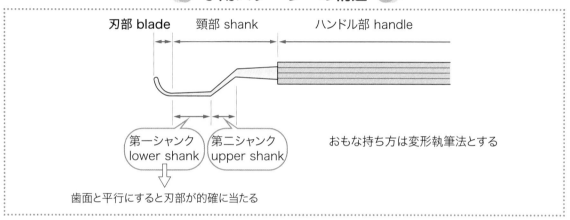

刃部 blade　　頸部 shank　　ハンドル部 handle

第一シャンク lower shank　　第二シャンク upper shank

おもな持ち方は変形執筆法とする

歯面と平行にすると刃部が的確に当たる

③ 手用スケーラーの種類と特徴

種類	鋭匙型スケーラー（キュレットタイプ）	鎌型スケーラー（シックルタイプ）	鍬型スケーラー（ホウタイプ）	ヤスリ型スケーラー（ファイルタイプ）	ノミ型スケーラー（チゼルタイプ）
刃部の形態					
使用部位 使用法	前歯・臼歯 引く（低頻度で押す）	前歯・臼歯 引く	前歯・臼歯 引く	前歯・臼歯 引く	前歯 押す
備考	グレーシータイプとユニバーサルタイプがある(p.88 参照)		現在では使用頻度は低い		

④ 鋭匙型（キュレットタイプ）スケーラーの特徴

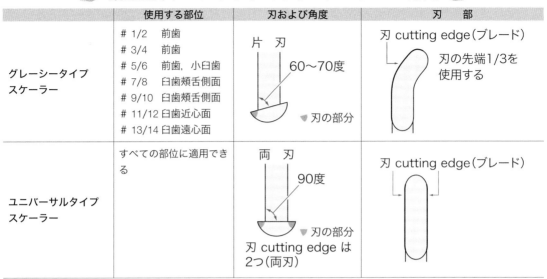

	使用する部位	刃および角度	刃　部
グレーシータイプスケーラー	# 1/2　前歯 # 3/4　前歯 # 5/6　前歯, 小臼歯 # 7/8　臼歯頬舌側面 # 9/10 臼歯頬舌側面 # 11/12 臼歯近心面 # 13/14 臼歯遠心面	片　刃　60〜70度 ▼刃の部分	刃 cutting edge（ブレード） 刃の先端1/3を使用する
ユニバーサルタイプスケーラー	すべての部位に適用できる	両　刃　90度 ▼刃の部分 刃 cutting edge は2つ（両刃）	刃 cutting edge（ブレード）

⑤ 歯肉縁下スケーリングの方法

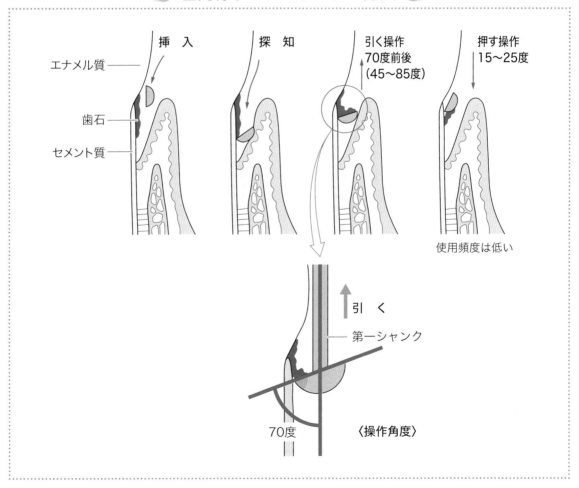

挿　入　　探　知　　引く操作 70度前後（45〜85度）　　押す操作 15〜25度

エナメル質　歯石　セメント質

使用頻度は低い

引　く　　第一シャンク

70度　〈操作角度〉

⑥ ルートプレーニングの目的と術式

	側方圧	歯面と刃との なす角度	スケーラーを動かす距離	スケーラーを動かす方向 pull stroke	目 的
スケーリング	強 い	45～85 度	短い（1 mm 前後）	一方向	歯石の除去，歯石表面プラーク除去
ルートプレーニング	弱 い	45～60 度スケーリングより小さい	長い（1～5 mm 前後）	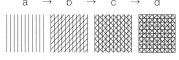	汚染セメント質の除去根面の滑沢化

a → b → c → d

根面の滑沢化の段階

⑦ 歯周ポケット掻爬の術式

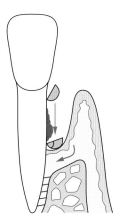

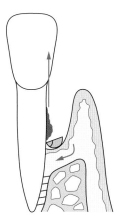

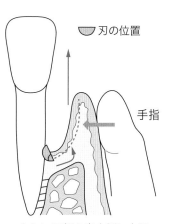

刃の位置

手指

浸潤麻酔，プロービング後，鋭匙型スケーラーの刃部を挿入し，歯石の下部を探索する

刃部を歯面側に起こして 60～70 度程度の引く操作で，スケーリングとルートプレーニングを行う

さらに刃部を歯肉側に向け，指の腹を当て，歯面方向へと歯肉を押すと同時に，ポケット内壁上皮を掻爬する

8 歯周ポケットイリゲーションの方法と使用薬剤

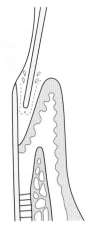

ポケットイリゲーションに使用される溶液

生理食塩液
過酸化水素水
ヨード製剤
フッ化第一スズ
フェノール化合物
クロルヘキシジン＊

＊クロルヘキシジンは，諸外国では使用されているが，
日本では低濃度(0.01％)で洗口に利用されるポケット
内には使用されない

先端を鈍化させた針をポケット内に挿入し，
ポケットの最深部付近まで強圧をかけずに洗浄する

9 スケーリング・ルートプレーニングを困難にする解剖学的要因

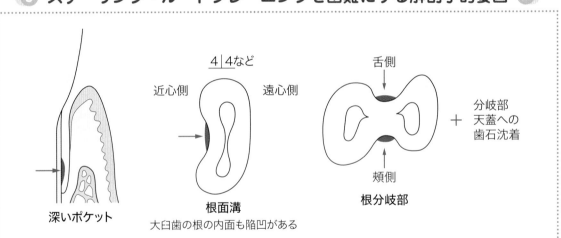

深いポケット

4|4など
近心側　遠心側
根面溝
大臼歯の根の内面も陥凹がある

舌側
頰側
根分岐部

＋分岐部
天蓋への
歯石沈着

10 処置の対象となるポケットの深さと歯石除去の成功率

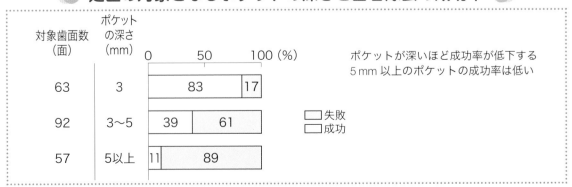

対象歯面数 （面）	ポケット の深さ （mm）	0　　50　　100 (%)
63	3	83 ／ 17
92	3〜5	39 ／ 61
57	5以上	11 ／ 89

ポケットが深いほど成功率が低下する
5mm以上のポケットの成功率は低い

□ 失敗
□ 成功

(Waerhaug. J：1978)

Note

歯周基本治療の1つの暫間固定は，歯の動揺を抑制して安静をはかり，咀嚼能率を向上させることができる．方法，装置の種類は多様であり，それぞれの特徴を学習する．

1　暫間固定は，歯の動揺や咬合痛を主訴とした患者に対して行う機会が多い．とくに外傷性咬合を受けている歯に対して，咬合調整時に行う．

2　患歯への咬合力の集中が分散されるとともに，スケーリングなどの治療も行いやすくなる．

3　装置の形態によってはプラークコントロールが阻害されることもあるので，適切な補助清掃用器具の選択を行う．

4　患歯の状態が改善したあとに暫間固定を除去する．さらに長期の固定が必要となる歯に関しては，炎症の原因が除去されたあとに，永久固定に移行する．

**ここを
チェック!!**

近年，接着性レジンの改良により，**ダイレクトボンディングシステム**(DBS)によって歯質の切削をほとんど行うことなく，暫間固定が可能となった．この際に使われるレジンは，フィラーが入っていないため，少したわみがでるスーパーボンド®などが使用される．歯冠色，オペーク色，透明色などが準備されている．

🔵 **暫間固定の目的と適応** 🔵

暫間固定の目的*	適 応 症
1　歯の病的動揺の停止	1　支持歯周組織を失い，動揺が強く，咬合や咀嚼が困難な歯
2　動揺歯の安静化	2　歯間距離やフレアアウト，食片圧入，挺出，移動などが生じている歯，その防止の必要がある歯
3　外傷性咬合の除去	
4　一歯の咬合力の分散	3　急性炎症や咬合痛などがある歯
5　咬合・咀嚼機能の改善	4　動揺が大きくスケーリング・ルートプレーニング，歯周ポケット搔爬やフラップ手術などの施行に支障がある歯
6　動揺を止め治療を簡易にする	
7　永久固定への移行の経過観察	5　歯を保存可能で，咬合力付与が適切かを判断するため
8　永久固定への移行の適否の判断	6　歯周組織の改善状態を一定期間観察するため

*装置の特徴によりすべてが当てはまらない場合がある

❷ 暫間固定の種類と特徴

分　類			利　点	欠　点
外側性固定	可撤式	床固定 → オクルーザルスプリント →	・歯質の削除は必要ない ・比較的安価で簡便に制作可能 ・必要に応じて着脱が可能	・咬合や審美性を阻害するため，夜間のみの装着に限られる場合が多い
		床固定 → ホーレータイプの床固定 →	・歯に矯正力を作用させることが可能	・製作過程がオクルーザルスプリントと比較して複雑
		連続鋳造鉤固定* →	・歯質の削除はほとんど必要ない	・審美性に劣る ・製作過程が複雑
	固定式	エナメルボンディングレジン固定（ダイレクトボンディングシステム，DBS） →	・多くの場合，歯質の削除は必要ない ・操作が簡便で，審美性に優れる ・修理も簡便	・強度の咬合力を支える場合や，長期にわたり固定する場合に破損，脱離，変色する場合がある
		舌面板の接着性レジン固定* →	・審美性に優れる ・固定力も強固	・製作過程が複雑 ・歯質のわずかな削除 ・ほかの固定式の方法と比較してハイコスト
		ワイヤー結紮レジン固定* →	・歯質の削除は必要ない ・比較的安価で簡便に製作可能	・ほかの固定式の方法より審美性に劣る ・歯面の清掃を阻害することがある ・結紮線周囲が齲蝕になることがある ・臼歯部では，操作が困難で，ワイヤー強度の面から切断することがある
		メッシュレジン固定 →	・歯質の削除は必要ない ・審美性に優れる	・接着性レジンのみの場合よりハイコスト ・舌面板に比較して耐久性が劣る
内側性固定	固定式	ワイヤー埋込みレジン固定（A-スプリント） →	・審美性に優れる ・歯面清掃も容易	・歯質を削除し，適度に深い窩洞の付与が必要 ・強度の咬合力には耐えられない
プロビジョナル固定 （プロビジョナルレストレーション） （連続レジン冠固定）			・審美性に優れる ・多数歯に比較的長期間装着できる ・歯冠を被覆するかたちで固定するため，固定力は強固	・歯の切削が必要で，その量も多くなる ・レジンの既製冠を使用する方法もある ・精度の高い冠の製作には，印象採得や模型作製などの技工操作が必要

*現在での使用頻度は少ない

**学習の
ポイント**

　歯周治療では，歯周基本治療についで大切な治療である．目的，適応症，それ
ぞれの術式の特徴，切開線の種類，歯肉弁の種類などを総論的に把握する．

　近年，歯周外科治療を組織付着療法，切除療法，歯周組織再生療法に分類する
考え方が出てきた．

**本項目の
ポイント**

1　歯周外科治療の目的

　　ポケット除去：直視，直達によるスケーリング，ルートプレーニング．

　　歯周形成手術(プラスティックサージェリー)：プラークコントロールのしや
すい歯周組織形態の獲得と審美性の改善．歯肉歯槽粘膜形成術を，近年，歯周
形成手術またはプラスティックサージェリーとよぶようになった．

2　歯周外科手術の適応は，ポケットの種類(歯肉ポケット，歯周ポケット)，歯
槽骨欠損の状態，ポケット底部の位置，小帯・口腔前庭の位置や付着歯肉の幅
の状態，根分岐部の状態などにより決定される．

3　歯肉の切開線は術式特有のものがある．歯肉辺縁に沿って入れる切開を扇状
(スキャロップ状)切開という．

4　剥離する歯肉弁の形態は，歯槽骨表面の血管にとんだ骨膜ごと剥離するか，
歯槽骨状に残すかで，それぞれ，粘膜骨膜弁(全部層弁：フルシックネスフラッ
プ)，粘膜弁(部分層弁：パーシャルシックネスフラップ)に分けられ，前者はフ
ラップ手術などの際に，後者は歯周形成手術(プラスティックサージェリー)な
どの際に用いられる．

5　歯周外科手術の際に用いられる器具は，その術式により選択される．必ずし
もすべてを使用することではない．

**ここを
チェック!!**

　歯周外科手術に用いる切開線と適応となる術式の問題，歯周組織の状態と適応
となる術式の問題が過去の歯科医師国家試験で出題されている(p.100，101)．外
斜切開は歯肉切除術で用いられる．また後者は，歯肉歯槽粘膜境が矢印で示して
あるだけなので，歯周組織の位置関係がわかりにくい場合がある．そこで，絵を
描いてみると理解しやすい．

❶ 歯周外科手術の目的，適応と禁忌症

目　的	適　応　症	禁忌または 避けたほうがよい症例
1　歯周病の原因因子の除去 2　歯周病原因部位の直視 3　ポケットの除去または付着 　　の獲得によるプロービング 　　デプスの減少 4　器具の歯根面・歯槽骨欠損 　　部への確実な到達 5　炎症組織の除去 6　歯肉歯槽粘膜の形態の改善 7　歯肉の生理的形態の改善 8　審美性の改善 9　修復・補綴物と調和のとれ 　　た歯周組織の構築	1　歯周基本治療後の再評価の結果，4～5 　　mm を超える歯周ポケットがある場合 2　プロービング時に出血または排膿がある 　　場合 3　スケーリング・ルートプレーニングなど 　　では使用器具の歯根面への到達または操 　　作が困難な場合 4　歯肉歯槽粘膜に形態異常があり，プラー 　　クコントロールが困難な場合 5　根分岐部病変がある場合 6　修復・補綴物と歯肉・歯槽骨との関係改 　　善が必要な場合 7　審美性に問題がある場合	1　全身疾患を有する患者：糖尿 　　病，高血圧症，狭心症，心筋 　　梗塞，脳梗塞の既往がある場合 2　出血性素因をもつ場合 3　プラークコントロールが不良 　　な場合 4　齲蝕感受性が高い場合 　　（根面齲蝕） 5　喫煙者 6　患者の同意が得られない場合 7　患者が過度な期待をもつ場合 8　術者に技術が不足している場 　　合

❷ 歯周外科手術の種類

1　歯周ポケット搔爬術
2　新付着術（ENAP）
3　歯肉切除術と歯肉整形術
4　フラップ手術（歯肉剝離搔爬術）（オープンフラップキュレッタージ）（アクセスフラップ手術）
5　歯周組織再生療法
　　（骨および人工骨移植術，GTR 法，エナメルマトリックスデリバティブ，FGF-2 の応用）
6　歯槽骨整形術と歯槽骨切除術
7　歯周形成手術 ──────── 小帯切除術，小帯切断術
　　（プラスティックサージェリー） ── 口腔前庭拡張（形成）術
　　歯肉歯槽粘膜形成術（MGS）
　　　　　　　　　　　　　　　 ── 有茎歯肉弁移動術 ── 歯肉弁根尖側移動術
　　　　　　　　　　　　　　　　　　　　　　　　　 ── 歯肉弁歯冠側移動術
　　　　　　　　　　　　　　　　　　　　　　　　　 ── 歯肉弁側方移動術
　　　　　　　　　　　　　　　 ── 遊離軟組織移植術 ── 遊離歯肉移植術
　　　　　　　　　　　　　　　　　　　　　　　　　 ── 結合組織移植術

❸ 目的による歯周外科手術の選択基準

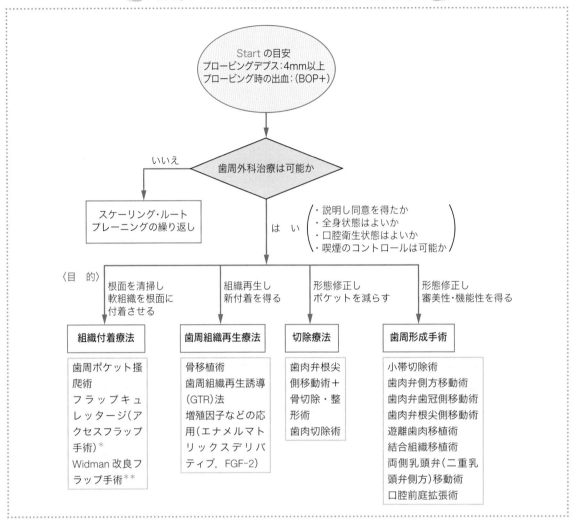

Start の目安
プロービングデプス：4mm以上
プロービング時の出血：(BOP+)

歯周外科治療は可能か

いいえ

スケーリング・ルート
プレーニングの繰り返し

はい

・説明し同意を得たか
・全身状態はよいか
・口腔衛生状態はよいか
・喫煙のコントロールは可能か

〈目　的〉

根面を清掃し
軟組織を根面に
付着させる

組織再生し
新付着を得る

形態修正し
ポケットを減らす

形態修正し
審美性・機能性を得る

組織付着療法	歯周組織再生療法	切除療法	歯周形成手術
歯周ポケット掻爬術 フラップキュレッタージ（アクセスフラップ手術）＊ Widman 改良フラップ手術＊＊	骨移植術 歯周組織再生誘導（GTR）法 増殖因子などの応用（エナメルマトリックスデリバティブ，FGF-2）	歯肉弁根尖側移動術＋骨切除・整形術 歯肉切除術	小帯切除術 歯肉弁側方移動術 歯肉弁歯冠側移動術 歯肉弁根尖側移動術 遊離歯肉移植術 結合組織移植術 両側乳頭弁（二重乳頭弁側方）移動術 口腔前庭拡張術

＊，＊＊双方ともフラップ手術（歯肉剝離掻爬術）である（p.106 参照）　　　　　　　　（歯周治療の指針，2015，一部改変）

④ 歯周組織の状態と選択する歯周外科手術

歯周組織の状態	歯周外科手術
歯肉ポケット	歯肉切除術
歯肉増殖(線維性)	歯肉切除術，歯肉整形術，場合によりフラップ手術
骨縁上ポケット	歯周ポケット掻爬術，浅い場合は歯肉切除術を行うこともある
骨縁下ポケット	フラップ手術(歯肉剥離掻爬術)，骨整形
2, 3壁性骨欠損	フラップ手術(歯肉剥離掻爬術)，GTR法の適用 エナメルマトリックスデリバティブ(EMD)の応用，FGF-2の応用
1壁性骨欠損	フラップ手術(歯肉剥離掻爬術)
垂直性骨吸収	フラップ手術(歯肉剥離掻爬術)
クレーター状骨欠損	歯槽骨整形，歯槽骨切除術，フラップ手術(歯肉剥離掻爬術)
歯周ポケットが 歯肉歯槽粘膜境を超える場合	歯肉弁根尖側移動術
口腔前庭の浅い症例	口腔前庭拡張術，遊離歯肉移植術
付着歯肉幅が 少ないか，ない	遊離歯肉移植術，歯肉弁根尖側移動術
歯肉退縮，歯根露出　1〜2歯 多数歯	歯肉弁側方(歯冠側)移動術，両側乳頭弁(二重乳頭弁側方)移動術， 遊離歯肉移植術，結合組織移植術
小帯の高位付着	小帯切除術，遊離歯肉移植術
根分岐部病変	歯根の保存療法 ┌ 分岐部形態修正(ファルカプラスティ)(1度) 　(歯肉整形術，歯槽骨整形) 　フラップ手術(歯肉剥離掻爬術) ├ トンネル形成術(おもに下顎大臼歯に適応)：歯肉切除術， 　歯槽骨整形術(3度) ├ 歯根分離(ルートセパレーション)(2〜3度) └ GTR法(エナメルマトリックスデリバティブ，FGF-2(1〜2度))* 歯根の切断除去療法 ┌ 歯根切除(ルートリセクション)(2〜3度) ├ ヘミセクション(分割抜歯，下顎大臼歯)(2〜3度) └ トライセクション(分割抜歯，上顎大臼歯)(2〜3度)

*日本ではエナメルマトリックスデリバティブとFGF-2は分岐部病変には積極的に使用されていない

⑤ 歯周ポケットの除去のための歯周外科手術

	歯周ポケット 掻爬術	歯肉切除術	新付着術	フラップ手術 (歯肉剥離掻爬術)	歯周組織再生療法
ポケットの種類	歯周ポケット	歯肉ポケット	歯周ポケット	歯周ポケット	歯周ポケット
ポケット底部 の位置	骨縁上ポケット	線維性歯肉増殖	骨縁上ポケット	骨縁下ポケット	骨縁下ポケット
歯肉弁の 剥離・形成	−	−	−	＋	＋
メス/縫合	−/＋ (場合により)	＋/−	＋/＋ (場合により)	＋/＋	＋/＋
治癒形態 (p.116，117)	瘢痕化収縮 (長い上皮性付着)	上皮性付着	長い上皮性付着 (新付着は期待できない)	長い上皮性付着	新付着 (結合組織性付着)

❻ 代表的な症状と歯周外科手術

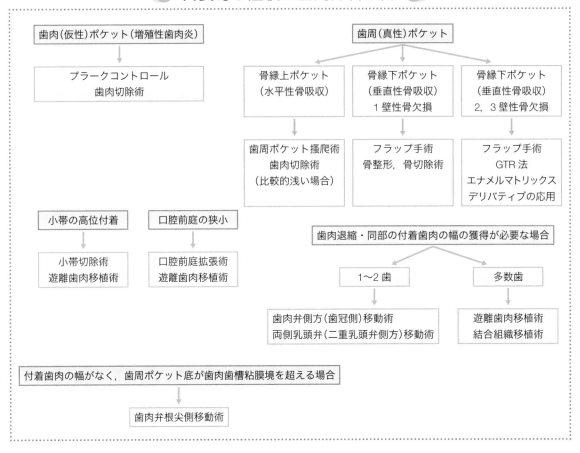

❼ 骨欠損形態とおもに選択される歯周外科手術法

垂直性骨欠損	組織付着療法	フラップキュレッタージ(アクセスフラップ手術) Widman 改良フラップ手術　　　　　　　　　　(p.106 参照)
	歯周組織再生療法	骨移植術 歯周組織再生誘導(GTR)法 エナメルマトリックスデリバティブ，FGF-2 の応用
	切除療法	歯肉弁根尖側移動術＋骨切除・整形術
水平性骨欠損	組織付着療法	歯周ポケット掻爬術 フラップキュレッタージ(アクセスフラップ手術) Widman 改良フラップ手術
	切除療法	歯肉弁根尖側移動術(＋骨整形術) 歯肉切除術

(歯周治療の指針，2015)

⑧ 代表的な歯周形成手術（プラスティックサージェリー）（歯肉歯槽粘膜形成術；MGS）の長所と短所

	有茎弁移動術*	遊離歯肉移植術	結合組織移植術
長所	・露出根面部の付着歯肉幅，角化歯肉幅の増加 ・色の適合がよい ・血液供給は弁の基底部と露出した歯根隣接部の骨膜 ・手術部位が1か所 ・1〜2歯に対応	・付着歯肉幅，角化歯肉の量の増加 ・多数歯に適応 ・被覆歯肉が厚い	・付着歯肉幅，角化歯肉の量の増加 ・多数歯に適応 ・被覆歯肉が厚い ・色の適合がよい ・血液供給は二重（被覆した有茎弁の裏側と露出歯根隣接部の骨膜） ・口蓋部の露出は少ない
短所	・隣接部に十分な供給源（角化歯肉）が必要 ・多数歯にわたる退縮，深くて広い退縮には向かない ・薄い歯肉には向かない	・色の適合が不良 ・手術部位が2か所 ・口蓋部に大きな露出部が生じる ・血液供給は露出歯根隣接部の骨膜の一方のみ ・深くて広い退縮では血液供給が不十分	・比較的高度な技量を要する ・口蓋部は遊離歯肉移植術のように開放創ではないが，手術部位が2か所になる

*歯肉弁側方・歯冠側移動術，両側乳頭弁（二重乳頭弁側方）移動術

⑨ 歯肉への切開線の種類

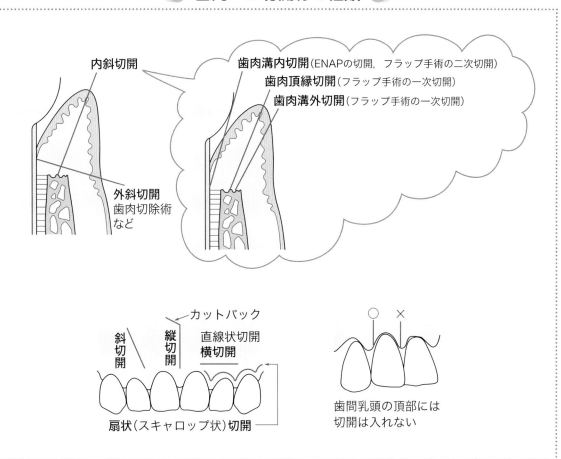

内斜切開

歯肉溝内切開(ENAPの切開，フラップ手術の二次切開)
歯肉頂縁切開(フラップ手術の一次切開)
歯肉溝外切開(フラップ手術の一次切開)

外斜切開
歯肉切除術
など

カットバック
斜切開　縦切開　直線状切開　横切開

扇状（スキャロップ状）切開

歯間乳頭の頂部には切開は入れない

⑩ 歯周外科手術に用いる器具など

1 ミラー
2 ピンセット
3 歯周プローブ・根分岐部用プローブ
4 クレンカプランのポケットマーカー（ピンセット）
5 注射器・注射針
6 替刃メス（#11, 12, 15c など）・ホルダー
7 ブレイクのメスホルダー, 回転メスホルダー（替刃メスをつけて角度が変えられるもの）
8 外科用メス（替刃メス（#11, 12, 15c など）, オルバンメス, カークランドメスなど）
9 スケーラー（ユニバーサルスケーラー, グレーシーキュレット, 超音波スケーラー, エアスケーラーなど）
10 砥 石
11 骨膜剥離子（ペリオスチールエレベーター）
12 骨ノミ・骨やすり（ボーンチゼル）
13 ラウンドバー（#4, 6, 8 など）
14 ルートプレーニングバー
15 持針器
16 糸付き針（4-0, 5-0, 6-0 など）
17 歯肉鋏
18 コーンのプライヤー
19 雑剪刃
20 口角鉤
21 ミニウムシリンジ
22 外科用バキューム, ガーゼなど
23 遊窓布

⑪ 歯科医師国家試験過去問 歯肉の切開線の種類

Q 歯肉切除術の切開線はどれか.
a ア
b イ
c ウ
d エ
e オ

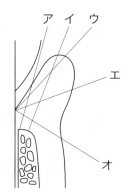

Answer：オ（外斜切開）

⑫ 歯肉弁の種類とその特徴

	粘膜骨膜弁 （全部層弁：フルシックネスフラップ）	粘膜弁 （部分層弁：パーシャルシックネスフラップ）
適応症	骨整形，骨切除が必要な場合	歯肉弁の移動を行う場合(MGS)など
手術の難易度	比較的容易	むずかしい
骨面の反応	侵襲がある	な　し
術後の治癒	遅　い	早　い
手術時の出血	少ない	多　い
対象部位の歯肉の厚さ	薄くても可能	厚さが必要
術　式	フラップ手術，歯周組織再生療法	歯周形成手術 （プラスティックサージェリー）

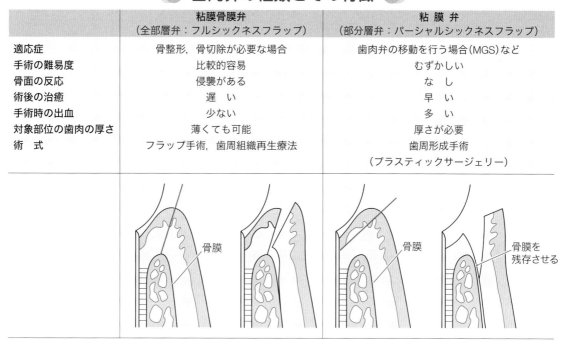

⑬ 歯科医師国家試験過去問　歯周組織の状態と術式の選択

Q　それぞれの状態で選択する歯周外科手術は？

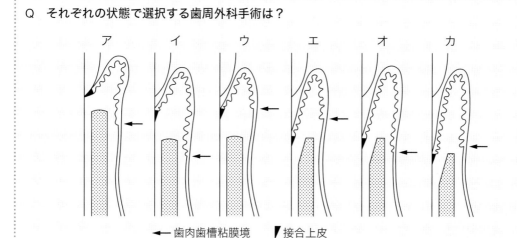

ア　イ　ウ　エ　オ　カ

← 歯肉歯槽粘膜境　◤接合上皮

理解しにくいときは，さらに描いてみる

Answer：ア　正常（健康）歯周組織なので何もしない
 　　　イ　歯肉切除術
 　　　ウ　ポケットの改善後，遊離歯肉移植術，
 　　　　　または歯肉結合組織移植術
 　　　エ　歯肉弁根尖側移動術
 　　　オ　フラップ手術
 　　　カ　歯肉弁根尖側移動術

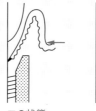
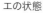
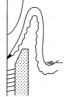

エの状態　　　オの状態

25 歯周ポケットに対する歯周外科治療

ポケット除去のための歯周外科治療の適応症，術式を把握する．

**本項目の
ポイント**

1 歯周基本治療は，原因因子の除去を主目的としたが，歯周外科治療は歯肉(仮性)ポケットまたは歯周(真性)ポケット除去を積極的に意図する．

2 歯周ポケット掻爬術は，歯周基本治療の際の歯周ポケット掻爬と術式はほぼ同じであるが，より積極的にポケットの除去を行う．

3 新付着術は新付着による治癒を目指すが，治癒形態は修復である．適応，禁忌症は，歯周ポケット掻爬術とほぼ同じである．この術式では，クレーンカプランのポケットマーカーを用いる点が異なる．内斜切開を加える．

4 歯肉切除術は，外斜切開を利用する．クレーンカプランのポケットマーカーを用いる．

5 フラップ手術(歯肉剝離掻爬術)は，直視，直達でスケーリング・ルートプレーニングを行うことができる．出血のコントロールや歯槽骨が置き換わった肉芽の除去により，歯槽骨欠損の形態と歯石を観察できる．縫合は緊密に行う．代表的なフラップ手術は，Widman 改良法である．内斜切開を用いる．

6 最後方臼歯の遠心側の歯肉は厚く，歯周ポケットをつくりやすい，または形成している環境にある．その歯肉を薄くしてポケットの除去を行うのがディスタルウェッジ手術であり，いくつかの術式がある．

7 固有歯槽骨の高さを維持しながら骨を削除するのが歯槽骨整形術，クレーター状の骨形態修正のためなどに固有歯槽骨の高さを減じるように骨削除するのが歯槽骨切除術である．

**ここを
チェック!!**

　再評価時の歯周ポケットの深さの観点から考えると，**フラップ手術の対象とな**るのは BOP＋(プロービング時の出血＋)の 4〜5 mm 以上のポケットで，歯石の残存率(p.90，⑩)からみると適切と考えられる．

① 歯周ポケット掻爬術の適応，禁忌，使用器具と術式

特徴と目的	適 応 症	禁 忌 症	使用器具
1　歯根面のプラークや歯石などの付着物やポケット上皮，炎症性結合組織を除去 2　歯肉の収縮をはかり，ポケットを除去	1　浮腫性歯肉で浅い骨縁上ポケット 2　外科処置の前処置として，炎症の軽減 3　全身的・精神的問題があり，外科処置が行えないとき	1　線維性歯肉 2　器具の到達が困難な深い複雑な骨縁下ポケットおよび歯根近接面 3　ポケット底部が MGJ を超えている	1　麻酔器具一式 2　プローブ 3　スケーラー 　（とくにキュレットタイプ） 4　縫合用器具 5　歯周パック(包帯)

MGJ：歯肉歯槽粘膜境

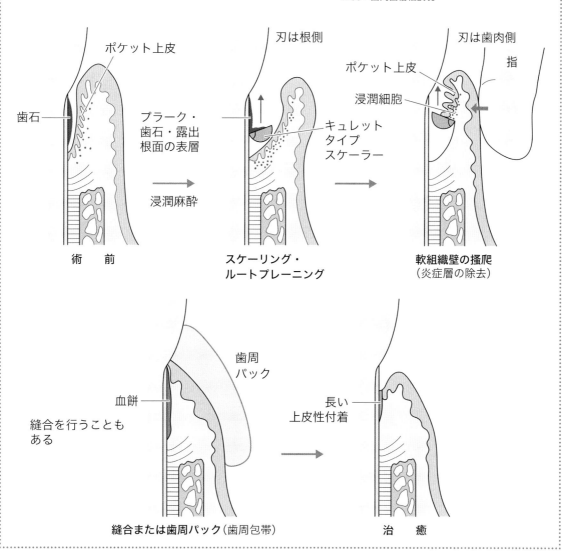

術　前　　→浸潤麻酔→　スケーリング・ルートプレーニング　→　軟組織壁の掻爬（炎症層の除去）

縫合を行うこともある　縫合または歯周パック(歯周包帯)　→　治　癒

❷ 新付着術（ENAP）の適応，禁忌，使用器具と術式

特徴と目的	適 応 症	禁 忌 症	使用器具
1 メスで，歯肉辺縁からポケット底へ向けての切開でポケット上皮と炎症性結合組織を切除し，根面を滑沢化して歯肉を縫合する 2 ポケットを除去する 3 新付着を期待するが，新付着は生じない	1 浅い骨縁上ポケットで十分な角化歯肉幅がある 2 著しい退縮が予測される浮腫性の歯肉腫脹がある前歯部で，審美的要求がある	1 角化歯肉幅がない 2 骨縁下ポケットなど垂直性骨吸収がある場合 3 深い複雑な形態のポケット 4 ポケット底部がMGJを超えている	1 麻酔用具一式 2 プローブ 3 クレーンカプランのポケットマーカー（ピンセット） 4 メス 5 スケーラー 6 縫合用器具 7 歯周パック（包帯）

ENAP：excisional new attachment procedure　　　　　MGJ：歯肉歯槽粘膜境

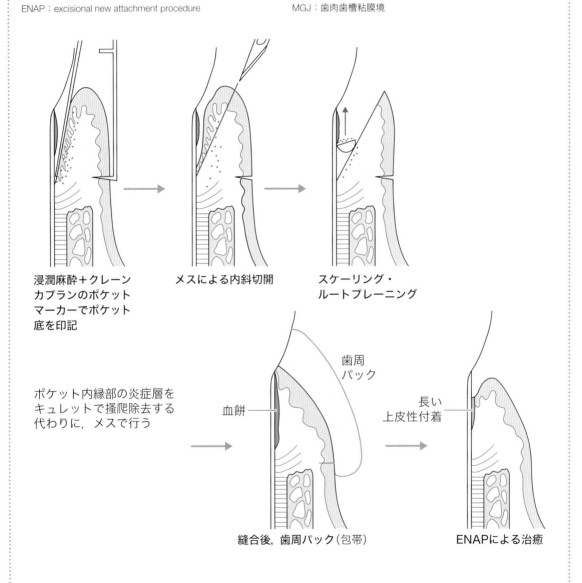

浸潤麻酔＋クレーンカプランのポケットマーカーでポケット底を印記

メスによる内斜切開

スケーリング・ルートプレーニング

ポケット内縁部の炎症層をキュレットで搔爬除去する代わりに，メスで行う

歯周パック

血餅

縫合後，歯周パック（包帯）

長い上皮性付着

ENAPによる治癒

目　的	適応症	禁忌症	使用器具
1　歯肉ポケット（仮性ポケット）や骨縁上ポケットの除去 2　歯肉の形態修正を行う	1　歯肉ポケットの存在 2　線維性歯肉の増殖 3　術後，適度の付着歯肉幅が確保できる 4　骨縁上ポケットで，軽度な水平型の骨吸収	1　付着歯肉幅が狭い 2　口腔前庭・口蓋が極端に狭い 3　骨縁下ポケットの存在 4　ポケット底がMGJを超えている	1　麻酔器具一式 2　プローブ 3　クレーンカプランのポケットマーカー 4　メス（カークランドメス，オルバンメス，電気メス） 5　歯肉鋏 6　スケーラー 7　歯周パック（包帯）

MGJ：歯肉歯槽粘膜境

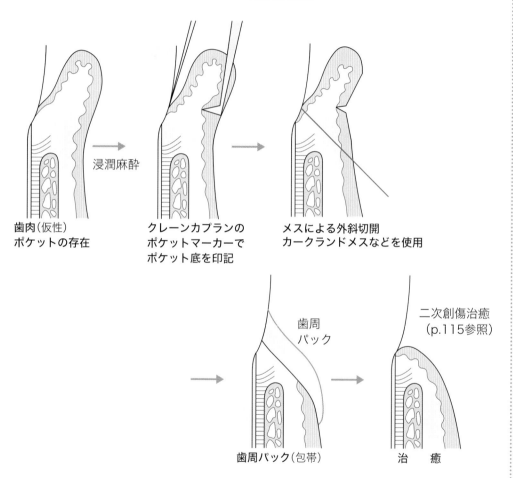

浸潤麻酔

歯肉（仮性）ポケットの存在

クレーンカプランのポケットマーカーでポケット底を印記

メスによる外斜切開カークランドメスなどを使用

歯周パック

二次創傷治癒（p.115参照）

歯周パック（包帯）

治　癒

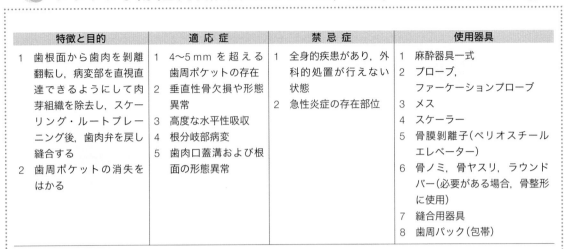

特徴と目的	適応症	禁忌症	使用器具
1 歯根面から歯肉を剥離翻転し，病変部を直視直達できるようにして肉芽組織を除去し，スケーリング・ルートプレーニング後，歯肉弁を戻し縫合する 2 歯周ポケットの消失をはかる	1 4～5 mm を超える歯周ポケットの存在 2 垂直性骨欠損や形態異常 3 高度な水平性吸収 4 根分岐部病変 5 歯肉口蓋溝および根面の形態異常	1 全身的疾患があり，外科的処置が行えない状態 2 急性炎症の存在部位	1 麻酔器具一式 2 プローブ，ファーケーションプローブ 3 メス 4 スケーラー 5 骨膜剥離子（ペリオスチールエレベーター） 6 骨ノミ，骨ヤスリ，ラウンドバー（必要がある場合，骨整形に使用） 7 縫合用器具 8 歯周パック（包帯）

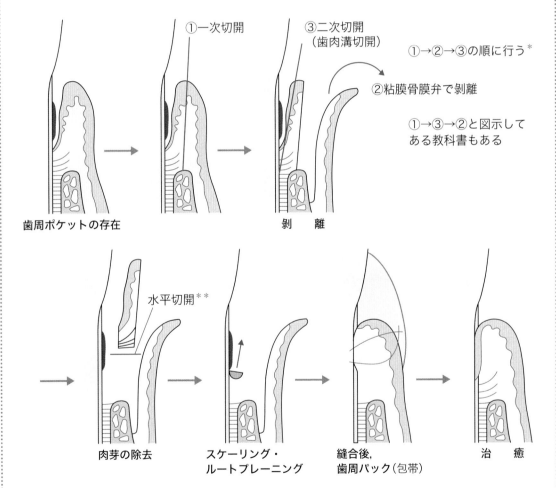

①一次切開

③二次切開
（歯肉溝切開）

①→②→③の順に行う＊

②粘膜骨膜弁で剥離

①→③→②と図示してある教科書もある

歯周ポケットの存在　　　　　　　　剥　離

水平切開＊＊

肉芽の除去　　スケーリング・ルートプレーニング　　縫合後，歯周パック（包帯）　　治　癒

＊Widman 改良型フラップ手術の原著で示されているオリジナルの術式の順番である
　オープンフラップキュレッタージやアクセスフラップ手術では，歯肉溝切開→剥離の順で行う
＊＊水平切開を三次切開とよぶ場合がある

⑤ ディスタルウェッジ手術

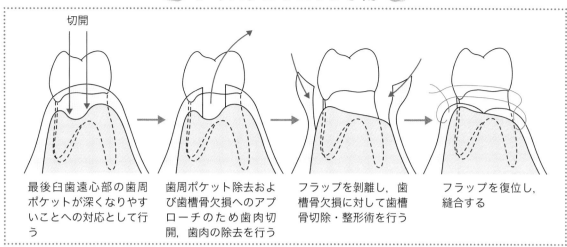

最後臼歯遠心部の歯周ポケットが深くなりやすいことへの対応として行う

歯周ポケット除去および歯槽骨欠損へのアプローチのため歯肉切開，歯肉の除去を行う

フラップを剥離し，歯槽骨欠損に対して歯槽骨切除・整形術を行う

フラップを復位し，縫合する

⑥ 歯槽骨整形術と歯槽骨切除術

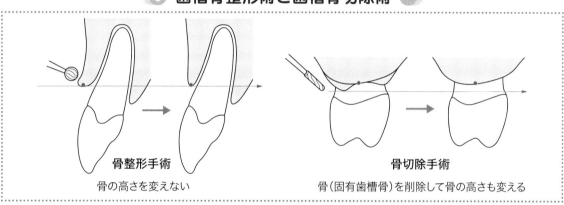

骨整形手術

骨の高さを変えない

骨切除手術

骨(固有歯槽骨)を削除して骨の高さも変える

⑦ 骨移植材の特徴

		特　　　徴	骨形成能	骨誘導能	骨伝導能	利　　点	欠　　点
	自家骨移植	・移植骨供給部位と受容部位とが同一個体由来である ・生体吸収性あり	あ　り	あ　り	あ　り	・骨形成能を有する骨移植材 ・感染のリスクなし ・生体親和性が高く，新生骨形成のスピードが最も速い	・供給側への外科的侵襲あり ・供給量に制限あり
*他家骨移植	同種骨移植	・凍結乾燥骨や脱灰凍結乾燥骨を用いる ・生体吸収性あり	な　し	不　明	あ　り	・脱灰凍結乾燥骨移植(DFDBA)，凍結乾燥骨移植(FDBA)で骨誘導能を期待 ・量の制限なし ・供給側への外科的侵襲なし	・感染のリスクも留意すべき ・日本では認可されていない
	異種骨移植	・ウシやブタなどの骨を用いる ・生体吸収性あり	な　し	な　し	あ　り	・量の制限なし ・供給側への外科的侵襲なし	・BSE(牛海綿状脳症)の感染リスクあり
	人工骨移植	・吸収せず，骨により包囲される人工合成物：ハイドロキシアパタイト(HAP) ・生体吸収性あり(骨と置換)：アクティブバイオガラス，リン酸三カルシウム(β-TCP)	な　し	な　し	あ　り	・感染のリスクなし ・量の制限なし ・供給側への外科的侵襲なし ・材型が豊富で，比較的安価	・骨形成能，骨誘導能がない ・HPは吸収しない

*他家骨移植：骨移植材が本人以外のものからの骨移植をいう

　歯周形成手術（プラスティックサージェリー）または歯肉歯槽粘膜形成術 muco gingival surgery（MGS）とよばれる歯周外科手術は，プラークコントロールのしやすい歯周組織の形態や，自浄作用を円滑に行える口腔内環境および審美性の改善を目的としている．各術式の特徴を学習する．

1　本術式は，口腔前庭の拡張および歯肉退縮に対する処置として用いられる機会が増えている．

2　歯肉退縮の原因は多彩であるが，歯周炎を治療し，ポケットの改善がなされてから行う．また Miller の分類による軟組織との位置関係やエックス線所見に留意する．

3　歯肉弁移動術は，有茎弁として粘膜弁（部分層弁：パーシャルシックネス）で剥離する．

4　歯肉弁根尖側移動術は，付着歯肉の幅が狭く，ポケット底部が歯肉歯槽粘膜境 muco gingival junction（MGJ）を超える場合に，付着歯肉 attached gingiva（AG）の幅の獲得と，歯周ポケットの除去の 2 つを目的として行われる．歯槽骨の整形または切除を行うことがあるが，根面の露出を引き起こすことにもなる．

5　結合組織移植術は，遊離歯肉移植術の欠点を補った術式で，移植結合組織の固定と栄養供給が適切に行えるため，成功率が高い．数歯の歯肉退縮に対応できる．

ここを
チェック!!

　根面被覆の術式の特徴を把握する．歯肉結合組織移植術は，結合組織を採取する側が供給側，歯肉退縮があり移植を受ける側が受容側となる．歯肉弁根尖側移動術の術式は，フラップ手術と対応させて覚えておくとよい．

① 歯肉退縮の原因

解剖学的原因	その他の因子
・付着歯肉の不足あるいは欠如（口腔前庭の狭小，小帯の高位付着） ・歯の位置異常 ・頬側の薄い骨（裂開，開窓） ・スケーリング・ルートプレーニングによる炎症歯肉の退縮（局所的）	・誤ったブラッシング ・持続的な炎症 ・外傷性咬合 ・医原性因子　マージンの不適な修復物

② 歯周形成手術（プラスティックサージェリー）の種類と目的

種類	目的	付着歯肉幅の増大	露出歯根面の被覆
小帯切除術		○	×
歯肉弁移動術	根尖側	○	×（ポケットの除去は行われる）
	歯冠側	△	○（1～2歯）
	側方	△	○（1～2歯）
口腔前庭拡張（形成）術		○	×
遊離歯肉移植術		○	○（数歯）
結合組織移植術		○	○（数歯）

△露出根面を歯根側または隣接の歯肉を用いて被覆することにより，付着歯肉幅が増大する

③ 小帯切除術

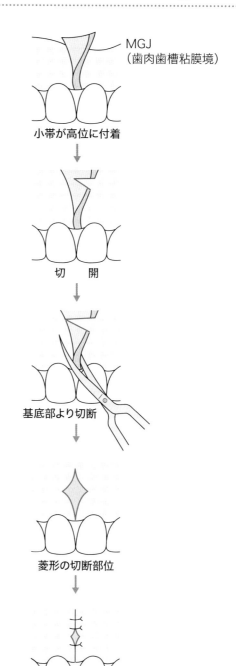

MGJ（歯肉歯槽粘膜境）

小帯が高位に付着

切　開

基底部より切断

菱形の切断部位

縫　合

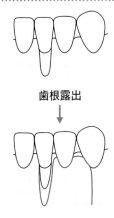

歯根露出

スケーリング・ルートプレーニング，
歯面研磨後，U字型切開線の設定

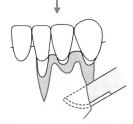

粘膜弁（パーシャルシックネス）で
切開（カットバック切開），剥離[*]

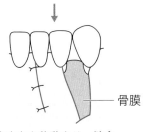

骨膜

歯肉弁を移動させ，縫合

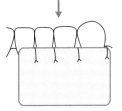

ドライホイルを当て，歯周パック（包帯）

[*]粘膜弁での剥離はメスや骨膜剥離子を用いて丁寧に行う
粘膜弁については p.101 参照

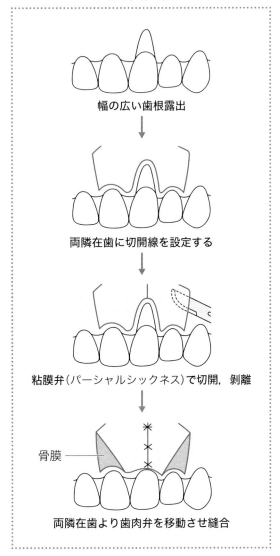

幅の広い歯根露出

両隣在歯に切開線を設定する

粘膜弁（パーシャルシックネス）で切開，剥離

骨膜

両隣在歯より歯肉弁を移動させ縫合

110

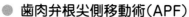

● 歯肉弁根尖側移動術（APF）

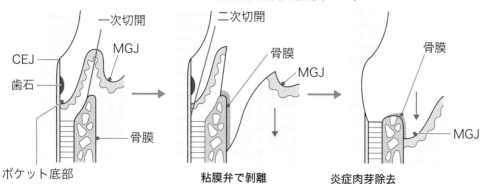

一次切開 二次切開 骨膜

CEJ
MGJ
歯石 MGJ 骨膜
骨膜 MGJ
ポケット底部

粘膜弁で剥離

炎症肉芽除去
スケーリング・ルートプ
レーニング，歯槽骨整形

MGJ：歯肉歯槽粘膜境
CEJ：セメント-エナメル境

**フラップ手術と
歯肉弁根尖側移動術の目的**

フラップ手術	歯肉弁根尖側移動術
ポケットの
除去	付着歯肉幅の獲得
ポケットの除去

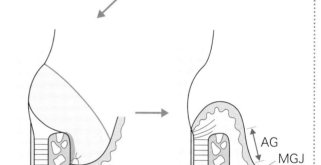

歯肉弁を骨膜と縫合
歯周パック（包帯）

AG
MGJ

治癒後，ポケットが除去さ
れ，付着歯肉（AG）の幅が獲
得できた状態

● フラップ手術 (p.106 参照)

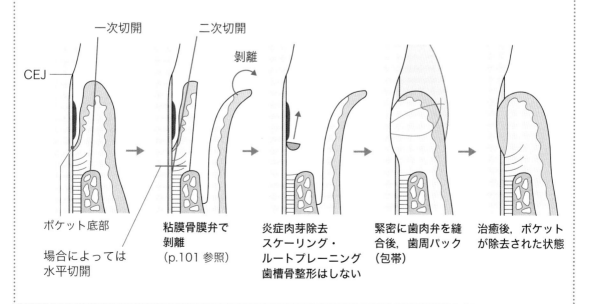

一次切開 二次切開 剥離

CEJ

ポケット底部

場合によっては
水平切開

粘膜骨膜弁で
剥離
（p.101 参照）

炎症肉芽除去
スケーリング・
ルートプレーニング
歯槽骨整形はしない

緊密に歯肉弁を縫
合後，歯周パック
（包帯）

治癒後，ポケット
が除去された状態

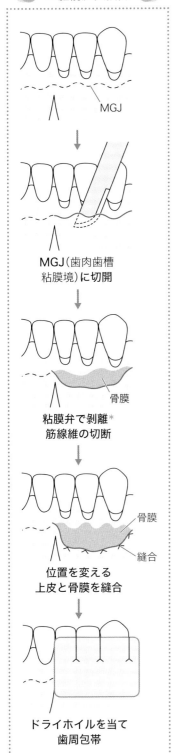

MGJ

MGJ(歯肉歯槽
粘膜境)に切開

骨膜

粘膜弁で剥離*
筋線維の切断

骨膜

縫合

位置を変える
上皮と骨膜を縫合

ドライホイルを当て
歯周包帯

*粘膜弁での剥離は，メスや骨膜剥離
子を用いて丁寧に行う

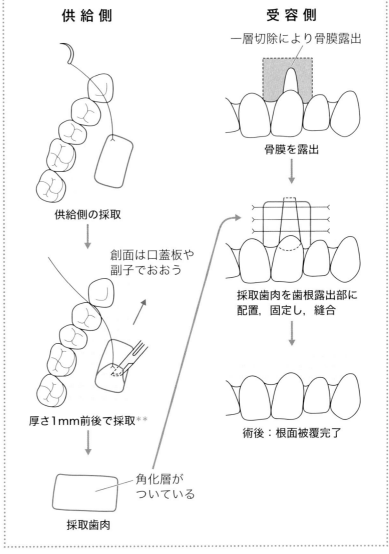

供給側　　　　　　受容側

一層切除により骨膜露出

骨膜を露出

供給側の採取

創面は口蓋板や
副子でおおう

厚さ1mm前後で採取**

採取歯肉を歯根露出部に
配置，固定し，縫合

角化層が
ついている

採取歯肉

術後：根面被覆完了

**口蓋動脈の走行に十分注意する

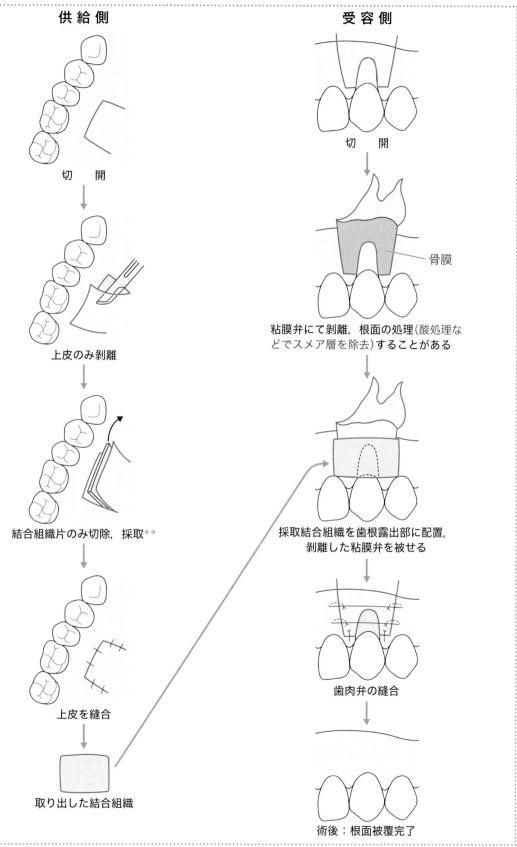

供 給 側

切　　開

↓

上皮のみ剝離

↓

結合組織片のみ切除，採取＊＊

↓

上皮を縫合

↓

取り出した結合組織

受 容 側

切　　開

↓

骨膜

粘膜弁にて剝離，根面の処理（酸処理などでスメア層を除去）することがある

↓

採取結合組織を歯根露出部に配置，剝離した粘膜弁を被せる

↓

歯肉弁の縫合

↓

術後：根面被覆完了

＊＊口蓋動脈の走行に十分注意する

27　歯周組織の創傷治癒

　歯周治療後の創傷治癒の形態について正しく理解する．とくに新付着の定義を，歯周組織の再生療法の概念とつなげて学習する．

1　創傷治癒形態は，**一次性**，**二次性**，**三次性**があり，歯周外科手術の場合は，歯肉切除術後の治癒形態が二次性，フラップ手術後の治癒は一次性または三次性創傷治癒に近いと考えられる．

2　フラップ手術後の創傷治癒は，スケーリング・ルートプレーニング後の歯根面に沿った歯肉上皮の根尖側方向への埋入が最初に起こり，長い上皮性の付着によるもので，歯槽骨の添加はほとんど起こらない．この状態を修復とよぶ．

3　歯周組織再生療法などにより歯肉上皮の埋入を阻止すると，歯根膜由来の未分化間葉細胞の歯周組織が破壊された場所への移動後分化し，歯肉結合組織が新生セメント質と歯槽骨に埋入した状態が再構築される．これを新付着とよぶ．すなわち，線維芽細胞が歯肉結合組織や歯根膜を，セメント芽細胞がセメント質を，骨芽細胞が歯槽骨を再構築する．

4　創傷治癒後の形態がどのようなものであっても，生物学的幅径は保たれて治癒すると考えられている．

ここを
チェック!!

　修復による長い上皮性の構造をもつ治癒であっても，プラークコントロールがきちんと行われていれば，構造上問題ないと考えられる．しかし 1980 年代に入り，本来とは異なる治癒に疑問をもった研究者により，新付着を期待する GTR（guided tissue regeneration）**法**が開発された．

① 創傷治癒の形態

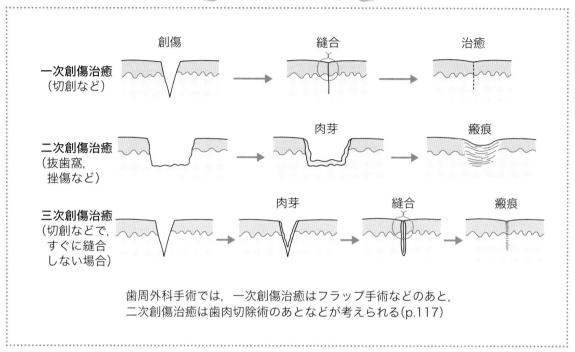

一次創傷治癒
（切創など）

創傷 → 縫合 → 治癒

二次創傷治癒
（抜歯窩,
　挫傷など）

肉芽 → 瘢痕

三次創傷治癒
（切創などで,
　すぐに縫合
　しない場合）

肉芽 → 縫合 → 瘢痕

歯周外科手術では，一次創傷治癒はフラップ手術などのあと，
二次創傷治癒は歯肉切除術のあとなどが考えられる(p.117)

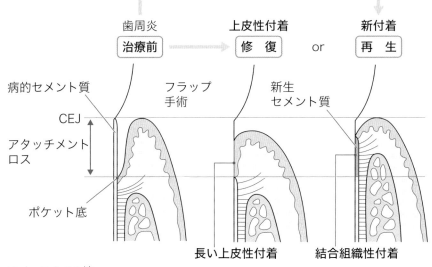

歯周組織再生療法 ┌ GTR法
└ エナメルマトリックスデリバティブの応用,
（エナメルマトリックスタンパク質）
塩基性線維芽細胞増殖因子（FGF-2）の応用

歯周炎 **上皮性付着** **新付着**
治療前 → 修 復 or 再 生

病的セメント質 フラップ 新生
手術 セメント質
CEJ
アタッチメント
ロス

ポケット底

長い上皮性付着 **結合組織性付着**

CEJ：セメント-エナメル境

再付着 reattachment	修 復 repair	新付着 new attachment
切開または外傷によって健全な歯根面から離断された歯肉結合組織が，ふたたび歯根面に付着する	歯周病罹患部位の処置後に生じる創傷治癒形態の１つ 長い上皮性付着のように，歯周組織の構造と機能が完全に回復していない状態	歯周病により生じた歯槽骨吸収によって露出した歯根面に，治療的手段によってセメント質の新生を伴う結合組織性付着が生じる
	⬆ 長い上皮性付着は，歯周ポケット掻爬術，フラップ手術など，通常のポケット除去を目的とした歯周外科手術後にみられる治癒形態（歯肉切除術は除く）	⬆ 歯周組織再生療法後にみられる治癒形態

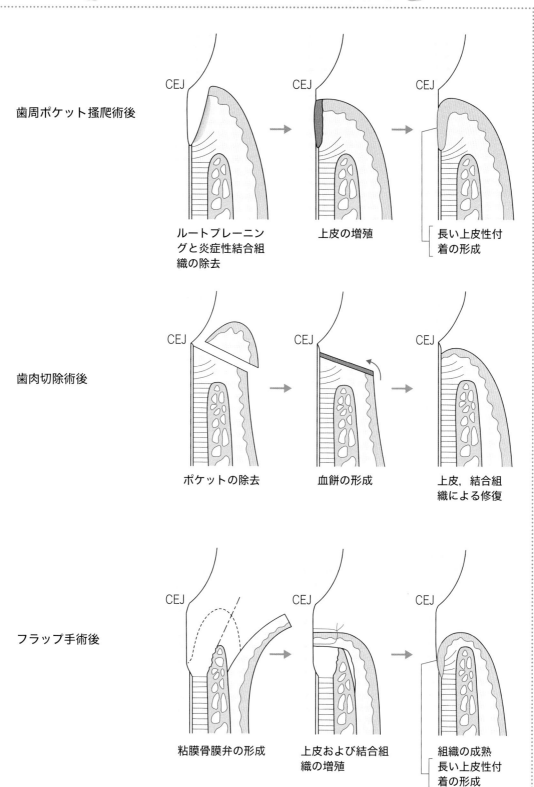

歯周ポケット掻爬術後

CEJ → CEJ → CEJ

ルートプレーニングと炎症性結合組織の除去　　上皮の増殖　　長い上皮性付着の形成

歯肉切除術後

CEJ → CEJ → CEJ

ポケットの除去　　血餅の形成　　上皮，結合組織による修復

フラップ手術後

CEJ → CEJ → CEJ

粘膜骨膜弁の形成　　上皮および結合組織の増殖　　組織の成熟 長い上皮性付着の形成

（鴨井久一：標準歯周病学 第4版（鴨井久一 ほか編），医学書院，2005，一部改変）

28 根分岐部病変の診断と治療

根分岐部の特徴，根分岐部病変の診査・診断方法，そして治療法の選択肢を学習する．

1 複根歯には，根分岐部病変になりやすい因子がある．とくに下顎第一大臼歯の頬側には，エナメル突起の発現率が高く（日本人で90％以上），プラークのリテンションファクター（付着しやすい部位）になりやすい．また根分岐部の位置は重要で，垂直的なプロービングでポケットを探知したとき，底部と分岐部の位置との関連を考える．

2 根分岐部の診査は，根分岐部用のプローブ，ファーケーションプローブやネイバースプローブを用いる．

3 根分岐部病変の分類の代表例は，Lindhe（リンデ）の分類と，Glickman（グリックマン）の分類であり，その状態によって，治療方法が異なる．

4 根分岐部病変の治療方法は，歯根の保存療法と切断除去法とに大きく分けられる．

5 治療方針の決定の際には，分岐部だけでなく，隣接歯との間の歯槽骨の状態にも注意する．

ここをチェック!!

根分岐部病変には多種多様のものがある．トライセクションなどにより，かえって補綴物の設計を複雑にし，清掃もしにくい環境をつくることもある．また上顎第一小臼歯も，頬舌的に根尖部に近い部分で分岐していることも覚えておく．

① エナメル突起の種類

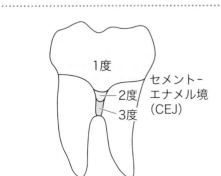

1度
セメント-
エナメル境
（CEJ）
2度
3度

1度：分岐部に向かってわずかに突出している
2度：歯頸部と分岐部の中間にまで突出している
3度：根分岐部にまで明らかに突出している

❷ 複根歯の根分岐部の位置

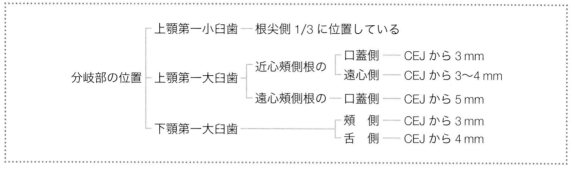

分岐部の位置 ┬ 上顎第一小臼歯 ── 根尖側 1/3 に位置している

上顎第一大臼歯 ┬ 近心頬側根の ┬ 口蓋側 ── CEJ から 3 mm
　　　　　　　　　　　　　　　　　└ 遠心側 ── CEJ から 3〜4 mm
　　　　　　　　　└ 遠心頬側根の ── 口蓋側 ── CEJ から 5 mm

下顎第一大臼歯 ┬ 頬　側 ── CEJ から 3 mm
　　　　　　　　└ 舌　側 ── CEJ から 4 mm

(*JADA.*, 101：627-633, 1980)

❸ 根分岐部の解剖学的状態の根分岐部病変治療への影響

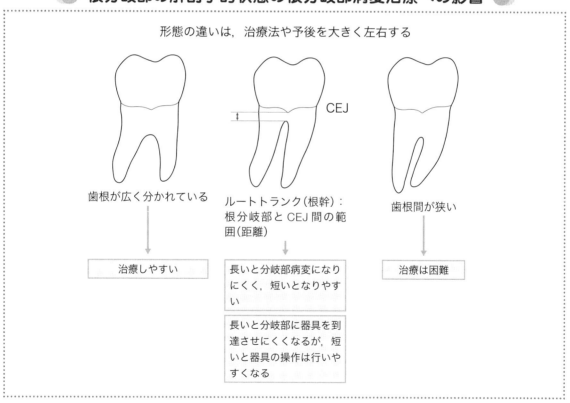

形態の違いは，治療法や予後を大きく左右する

CEJ

歯根が広く分かれている → 治療しやすい

ルートトランク(根幹)：根分岐部と CEJ 間の範囲(距離)

長いと分岐部病変になりにくく，短いとなりやすい

長いと分岐部に器具を到達させにくくなるが，短いと器具の操作は行いやすくなる

歯根間が狭い → 治療は困難

④ 根分岐部のプロービングによる検査

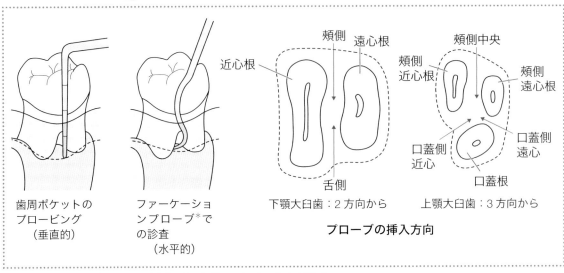

歯周ポケットの
プロービング
（垂直的）

ファーケーショ
ンプローブ*で
の診査
（水平的）

近心根　頬側　遠心根

舌側

下顎大臼歯：2方向から

頬側中央

頬側
近心根　　頬側
遠心根

口蓋側
近心　　口蓋側
遠心

口蓋根

上顎大臼歯：3方向から

プローブの挿入方向

*ネイバースプローブをはじめ，牛角状のものなど，いくつかのタイプがある

⑤ Lindhe の分類（1983）
（Lindhe と Nyman の分類）

プローブを根分岐部に水平方向に挿入した場合，根分岐部内歯槽骨の吸収程度が，
歯冠幅径の 1/3 を超えないもの ……………………… 1度
歯冠幅径の 1/3 を超えるが，貫通しないもの……… 2度
貫通するもの ……………………………………… 3度

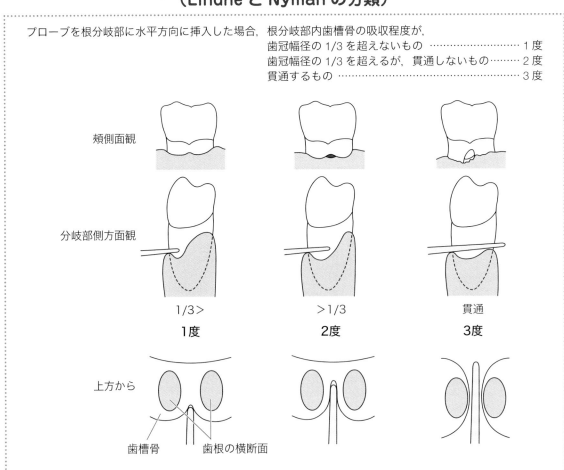

頬側面観

分岐部側方面観

1/3＞
1度

＞1/3
2度

貫通
3度

上方から

歯槽骨　歯根の横断面

120

⑥ Glickman の分類（1958）

根分岐部の歯根膜に病変が認められるが，歯槽骨にはエックス線写真上の異常を認めない ……………… 1 級

根分岐部の一部に歯槽骨の破壊が認められるが，歯根膜や歯槽骨の一部は正常な状態で残っており，
プローブを挿入しても貫通しない ……………………………………………………………………… 2 級

根分岐部は歯肉でおおわれているが，歯槽骨は破壊されており，
プローブが頬舌的または近遠心的に貫通できる ……………………………………………………… 3 級

根分岐部が口腔内に露出しており，
プローブが障害もなく貫通できる状態にまで歯周組織が破壊されている ………………………… 4 級

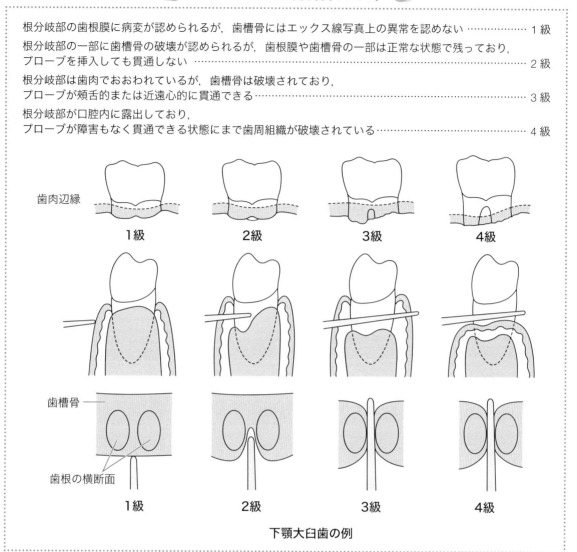

歯肉辺縁

1級　2級　3級　4級

歯槽骨

歯根の横断面

1級　2級　3級　4級

下顎大臼歯の例

⑦ 根分岐部の分類による処置の選択

処 置 法		Lindhe の分類			Glickman の分類			
		1 度	2 度	3 度	1 級	2 級	3 級	4 級
歯根の 保存療法	歯周ポケット掻爬術	○	○		○	○		
	フラップ手術	○	○	○*1	○	○	○*1	○*1
	分岐部形態修正（ファーケーションプラスティ）	○	○*2		○	○*2	○*2	
	トンネル形成術			○			○	○
	歯根分離（ルートセパレーション）		○	○		○	○	○
	GTR 法	△	○		○	○		
	エナメルマトリックスデリバティブ*3, FGF-2*3	△	△		△	△		
歯根の 切断除去療法	歯根切除（ルートリセクション）		○	○			○	○
	ヘミセクション，トライセクション		○	○			○	○
抜　歯				○			○	○

△行うこともあるが，オーバートリートメントとなるケースや日本では欧米と異なり適応でない場合もある（p.127〜129 参照）
*1 トンネル形成術時の歯槽骨整形や歯根分離を正確に行うために歯肉弁を剥離する観点から加えた
*2 ほかの処置を行う際に併用することがある
*3 積極的に根分岐部病変の治療には使用されない

⑧ 根分岐部形態修正（ファーケーションプラスティ）

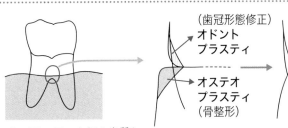

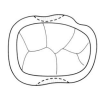
（歯冠形態修正）
**オドント
プラスティ**

**オステオ
プラスティ**
（骨整形）

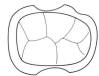

オドントプラスティを行う歯質と
オステオプラスティを行う骨の部分

ファーケーションプラスティを行うこと
により，歯と骨の形態を移行的にしてプ
ラークコントロールに有利にする

※ファーケーションプラスティ
　＝オドントプラスティ＋オステオプラスティ

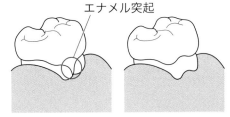
エナメル突起

　術　前　　　　術　後

根分岐部に対し自浄作用がより容易にできるよ
う，歯頸部の形態を適合させるため，プロフィ
ラキシスグルーブを入れる．ブラッシングも容
易になる

歯冠および歯根分岐部の形態修正エナメ
ル突起，歯肉口蓋側溝など，根分岐部に
突出したエナメル質の削除・研磨を行う

⑨ トンネル形成術（トンネリング）

トンネル形成により，根分岐部を頬舌
的に開拡させ，積極的に歯間ブラシで
プラークコントロールが行えるように
する

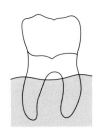

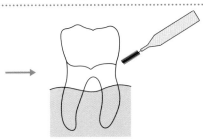

トンネル形成により，
根分岐部が開拡される

⑩ 歯根分離（ルートセパレーション）

根間中隔部に病巣が
あり，フラップ手術
などで十分にプラー
クが除去できない場
合，歯冠を分割し，
近心と遠心に歯根を
分割して小臼歯の形
態にし，清掃性を高
める

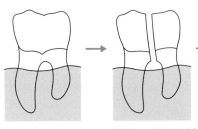

歯冠の一部を切断

抜糸，歯周包帯を
除去後，歯間の清
掃に注意する

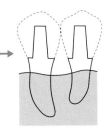

暫間固定を行う

⑪ 歯根切除（ルートリセクション）

上顎大臼歯のように3根の場合,歯根部の病変が根分岐部に及ぶときは,歯根部を切断し,歯根の形態を移行的にする.切断に先立ち,歯内療法を行う

1根なくなると分岐部へのアプローチが容易になる

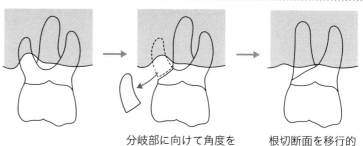

分岐部に向けて角度をつけ,根切断を行う

根切断面を移行的にした状態

⑫ ヘミセクション

下顎大臼歯の場合,近遠心根のいずれかが保存の見込みがない場合,1根を歯冠とともに切断・抜去する

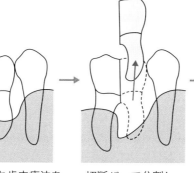 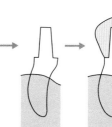 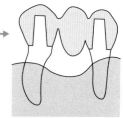

切断に先立ち歯内療法を行う

切断バーで分割し,1根を抜去する

1根を保存し,支台形成を行う

残存歯を支台にして,補綴物を装着する

⑬ トライセクション

上顎大臼歯の場合,頬側近遠心根,口蓋根のいずれかの1根ないし2根を歯冠とともに切断・抜去する

根を残す場合は,その後の補綴物の設計についてよく考える必要がある

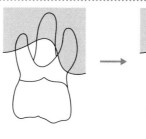 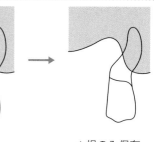

切断・抜去
（口蓋根）

1根のみ保存
（近心根）

歯周組織の再生療法には，現在までのところ**骨移植術**(bone graft)，**GTR**(guided tissue regeneration)**法**と**エナメルマトリックスタンパク質**(エナメルマトリックスデリバティブ：エムドゲイン®)，**塩基性線維芽細胞増殖因子**(FGF-2または bFGF：リグロス®)**の応用**がある．再生の概念から適応症，それぞれの術式の利点・欠点，術式までを理解する．

1　再生療法に必要なのは，細胞，それが定着する足場，それを調節する因子に加えて，一定の時間と適切な環境が必要である．

2　フラップ手術のあとの創傷治癒の際には，4つの細胞たちが先陣争いを繰り広げる．細胞増殖が一番早いのは歯肉上皮細胞である．

3　GTR法の概念は，遮断膜により歯肉上皮細胞の歯根尖側方向への増殖を阻止し，膜によりつくられた歯根面と歯槽骨間のスペースに，歯根膜由来の未分化間葉細胞を誘導し，その提供された場で，細胞が分化し，歯周組織を再構成させる．

4　吸収性膜は，非吸収性膜よりも二次手術を必要としないので，患者に与える負担は少ない．

5　エナメルマトリックスデリバティブ(エムドゲイン®)および FGF-2(リグロス®歯科用液キット)は，根面に材料を塗布することで GTR 法と同様の効果が得られるとされている．今後の再生療法のスタイルをあらわすものと考えられる．エナメルマトリックスデリバティブは，ヘルトヴィッヒ(Heltwig's)上皮鞘断裂時に分泌されるエナメルマトリックスタンパク質をブタの歯胚から抽出した材料である．

6　FGF-2(リグロス®)は，ヒト型リコンビナント(組み換え)により作製されたサイトカイン(塩基性線維芽細胞成長因子)を主成分とする薬剤である．

7　骨移植術は，使用する骨により特徴がある．日本では，自家骨移植または人工骨移植が主流である．

ここを
チェック!!

再生療法と聞くと，究極の治療法と思いがちであるが，3度の動揺があるような重度の歯周疾患罹患歯を治療可能な，「魔法の治療法」ではない．従来の治療法でも改善できる状態(長い上皮性付着など)を，より理想的な状態で治癒させることを目指した方法である．そして当然，**適応症を厳密に選択する必要がある**．

① 組織再生成功の3つの条件

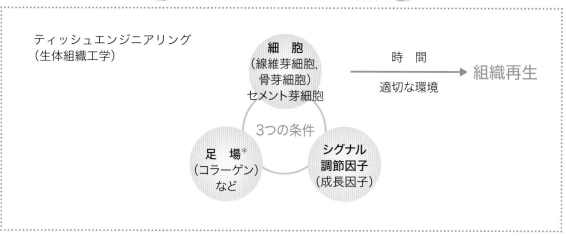

ティッシュエンジニアリング
（生体組織工学）

細　胞
（線維芽細胞,
骨芽細胞）
セメント芽細胞

足　場*
（コラーゲン）
など

シグナル
調節因子
（成長因子）

3つの条件

時　間
適切な環境

組織再生

*足場のことをスキャフォールドともよぶ

② 歯周組織の再建に関与する細胞

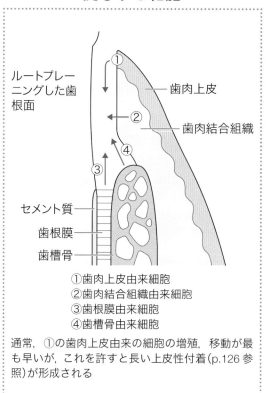

ルートプレーニングした歯根面

歯肉上皮

歯肉結合組織

セメント質
歯根膜
歯槽骨

①歯肉上皮由来細胞
②歯肉結合組織由来細胞
③歯根膜由来細胞
④歯槽骨由来細胞

通常，①の歯肉上皮由来の細胞の増殖，移動が最も早いが，これを許すと長い上皮性付着(p.126参照)が形成される

③ GTR法の理論

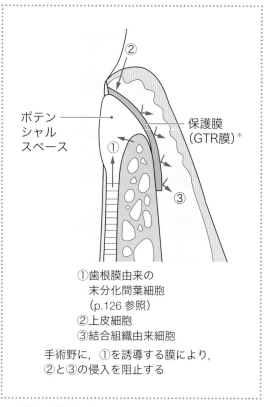

ポテンシャルスペース

保護膜
（GTR膜）*

①歯根膜由来の
末分化間葉細胞
（p.126参照）
②上皮細胞
③結合組織由来細胞

手術野に，①を誘導する膜により，②と③の侵入を阻止する

*バリヤー膜ともいう

④ 歯周組織の修復と再生

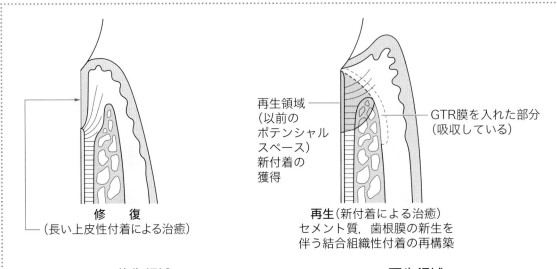

修復
（長い上皮性付着による治癒）

再生領域
（以前の
ポテンシャル
スペース）
新付着の
獲得

GTR膜を入れた部分
（吸収している）

再生（新付着による治癒）
セメント質，歯根膜の新生を
伴う結合組織性付着の再構築

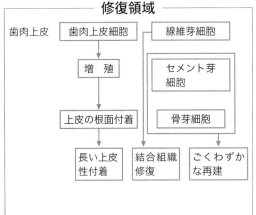

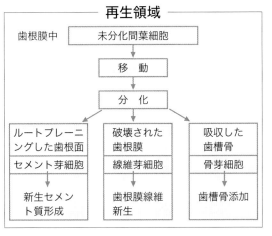

⑤ 歯周組織再生療法の適応症と禁忌症

適 応 症	禁 忌 症
基本的には，中等度歯周組織破壊が生じている部位 1　2壁性または3壁性の垂直性骨欠損 2　1度または2度（Lindheの分類）の根分岐部病変＊ 　（GTR法の場合，3度で行うこともあるが，熟練を要する） 3　ある程度のルートトランク（根幹）の幅がある複根歯 4　術後，歯根をおおうための十分な歯周組織が確保できる部位 　（とくに付着歯肉の幅） 5　創傷治癒を阻害する全身的な因子をもたない患者 6　プラークコントロールが十分に維持できている患者	1　歯周組織破壊が高度で，再生を誘導すべき組織が 　残存していない部位（1壁性骨欠損など） 2　創傷部をおおうべき歯肉上皮が得られない部位 3　創傷治癒に悪影響を与える可能性のある疾患を有 　する患者 4　創傷治癒に悪影響を与える可能性のあるほかの治 　療を受けている患者 5　そのほか，主治医が不適当と認めた患者

＊エナメルマトリックスデリバティブ，FGF-2の場合は根分岐部への積極的使用は推奨されていない

❻ GTR法の膜の利点と欠点

	利 点	欠 点	材質・商品名
非吸収性膜	・長期間にわたる適確なスペースメイキングを期待 ・除去の際，新生組織を直接確認できる	・膜除去のため二次手術が必要．その際，新生組織への侵襲で歯肉退縮が生じる可能性がある ・術後，膜の露出が生じ，術後感染の危険がある ・歯肉弁の壊死や歯肉退縮など，偶発症の危険がある	**テフロンの一種** ・ゴアテックス®（PTFE）
吸収性膜	・除去手術が不要．1回の手術ですみ，再手術（二次手術）による新生組織への侵襲が少ない ・患者への外科的侵襲が少ない ・材質により膜固定のための縫合を必要としない場合がある	・膜が機能しているか確認できない ・材質により，十分なスペースメイキング確保が困難 ・膜を固定する必要があるとき，吸収性の糸を必要とすることがある ・現在のGTR法では吸収性膜が主流である	**コラーゲン** ・バイオメンド® ・コーケンティッシュガイド® ・Bio-Gide® **ポリ乳酸** ・GCメンブレン®

❼ GTR法の術式：非吸収性膜の場合

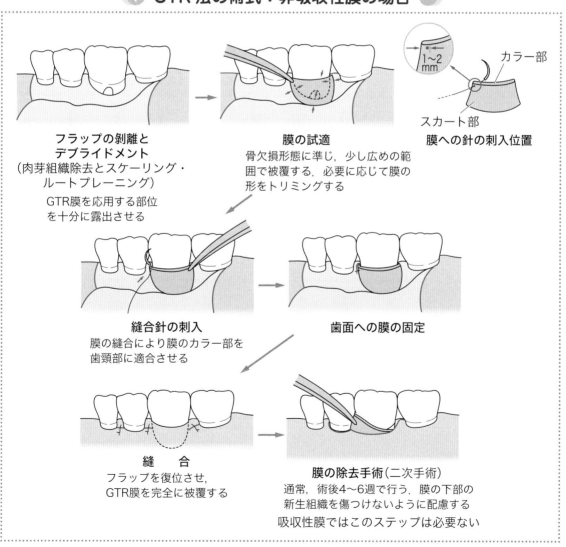

フラップの剝離とデブライドメント
（肉芽組織除去とスケーリング・ルートプレーニング）
GTR膜を応用する部位を十分に露出させる

膜の試適
骨欠損形態に準じ，少し広めの範囲で被覆する．必要に応じて膜の形をトリミングする

1〜2mm
カラー部
スカート部
膜への針の刺入位置

縫合針の刺入
膜の縫合により膜のカラー部を歯頸部に適合させる

歯面への膜の固定

縫 合
フラップを復位させ，GTR膜を完全に被覆する

膜の除去手術（二次手術）
通常，術後4〜6週で行う．膜の下部の新生組織を傷つけないように配慮する
吸収性膜ではこのステップは必要ない

（吉江弘正 ほか編：臨床歯周病学，医歯薬出版，2007）

127

⑧ エナメルマトリックスデリバティブ(エムドゲイン®)を使用した術式

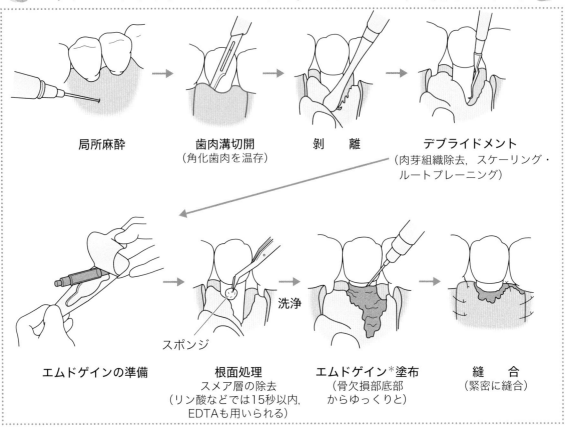

局所麻酔

歯肉溝切開
(角化歯肉を温存)

剝　離

デブライドメント
(肉芽組織除去, スケーリング・
ルートプレーニング)

エムドゲインの準備

根面処理
スメア層の除去
(リン酸などでは15秒以内,
EDTAも用いられる)

スポンジ

洗浄

エムドゲイン*塗布
(骨欠損部底部
からゆっくりと)

縫　合
(緊密に縫合)

*エムドゲインは商品名

(沼部幸博:標準歯周病学 第4版(鴨井久一 ほか編), 医学書院, 2005, 一部改変)

⑨ GTR法とエナメルマトリックスタンパク質(エナメルマトリックスデリバティブ:エムドゲイン®), 塩基性線維芽細胞増殖因子(FGF-2, bFGF:リグロス®)を使用した術式の比較

	GTR法	エナメルマトリックス デリバティブ	FGF-2 (bFGF)
剤　型	膜　状	ゲル状	ゲル状
歯根面処理(エッチングなど)	不必要	必　要	不必要
上皮侵入の阻止法	物理的遮断	材料による作用	薬物による作用
ポテンシャルスペースの確保	膜による確保が必要	必要ない	必要ない
細胞の誘導作用	機械的原理 (ポテンシャルスペースへの 細胞の誘導)	生物学的原理 (成長因子(増殖因子)による 細胞の誘導・分化)	生物学的原理 (成長因子(増殖因子)による 細胞の誘導・分化)

🔟 FGF-2（リグロス®歯科用液キット）を使用した術式 ◖

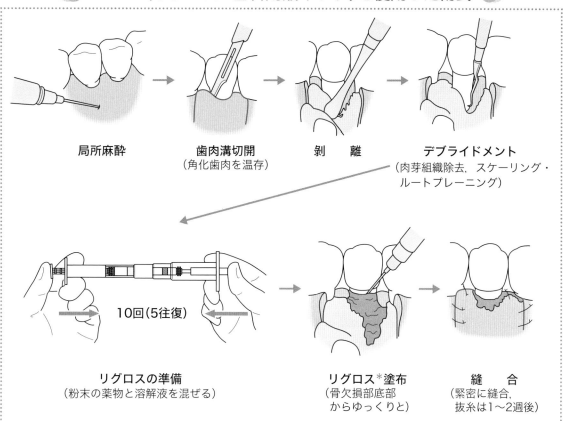

局所麻酔　　　　　歯肉溝切開　　　　剥　離　　　デブライドメント
　　　　　　　　　（角化歯肉を温存）　　　　　　　　（肉芽組織除去，スケーリング・
　　　　　　　　　　　　　　　　　　　　　　　　　　　ルートプレーニング）

10回（5往復）

リグロスの準備　　　　　　　　　リグロス*塗布　　　　　縫　合
（粉末の薬物と溶解液を混ぜる）　　　（骨欠損部底部　　　　（緊密に縫合，
　　　　　　　　　　　　　　　　　　からゆっくりと）　　抜糸は1～2週後）

＊リグロスは商品名

🔟1️⃣ 骨移植術 ◖

- 骨移植術（bone graft）も歯周組織再生療法の1つとして行われる
- 骨移植材には種類（p.107参照）があるが，2～3壁性の骨欠損形態が適応である
- GTR法やエナメルマトリックスデリバティブと併用する症例もみられるが，骨移植単独いずれでも移植部位を歯肉弁で縫合により完全に被覆，緊密に縫合することが重要である

歯周病の治療に関連して行われる薬物療法は，歯周病の炎症に対する経口投与，局所投与，術後感染と疼痛緩和のための経口投与，口腔内の含嗽，歯周ポケットのイリゲーション，象牙質知覚過敏に対する処置の場合である．それぞれの時期の使用薬剤，用法などを把握する．

1　歯周治療における化学療法である薬物療法は，ブラッシングやスケーリングなどの物理的方法に対する補完治療である．すなわち歯肉縁上・縁下のプラークや歯石，汚染された組織の機械的除去療法(原因除去療法)の効果を高めるために使用される．

2　歯根形態やポケットの形態などにより，スケーリングやルートプレーニングなどによっても完全に治療することの困難なポケットや，治癒しても再発の危険性が高い部位の管理，またはメインテナンス時に再発が起きてしまった部位への対処として，局所的に薬物療法が使用される．

3　局所薬物配送システム local drug delivery system(LDDS)は，病巣局所で薬物の効果を長期間持続させる目的で開発されたもので，従来からあった歯科用軟膏剤などをポケット内へ注入する場合とは異なり，注入される薬剤の組成，性状に特徴がある．適応症は歯肉(歯周)膿瘍のような急性症状と，スケーリング・ルートプレーニングでも改善しないポケットである．

4　日本で使用される LDDS は，歯肉縁下プラーク中の細菌に対する抗菌力が強い，テトラサイクリン系抗生物質の2%ミノサイクリン塩酸塩で，水分に触れるとゼリー状になる物質を担体としている．そのためポケット内での停滞性が向上し，さらに徐放能または徐放性(徐々に薬物が溶解，放出される作用)を有する．ポケット内でも高濃度で作用し，投与後1週間でも，ポケット内で抗菌作用を有する濃度が維持される．

5　象牙質知覚過敏症は，歯周治療後の歯肉退縮により生じやすい．薬剤やセメントなどによる象牙細管の閉鎖が基本となる．

ここを
チェック!!

歯周治療において，薬物療法は，歯肉炎や軽度歯周炎などの物理的な治療が行いやすい症例ならば，あまり必要とされないだろう．しかし中等度～重度の症例では，その必要性は高まる．歯周治療での薬物療法では，使用目的の熟考，その病態を改善させるのに必要な効果をもつ適切な**薬物の選択，投与量，投与期間**の適切な設定，さらに**副作用**の発現への留意などが必要である．

そして薬物療法だけでは病原因子の排除は不可能であることを念頭におき，治療計画立案時に，それを**ブラッシング**や**スケーリング**などの物理的治療法の併用療法として，きちんと位置づけることが重要である．

❶ 薬物療法の適用条件

1 急性期の症状がある場合
2 歯周基本治療後に状態が改善しない場合
3 歯周外科治療の術後管理
4 糖尿病など全身疾患のある患者に対する予防投与
5 完全にポケットを除去できないが，ポケットを残したまま維持する場合

❷ 歯周治療における抗菌薬の具備条件

1 歯周病原細菌に対して十分な抗菌力をもつ
2 効率よく，局所の有効濃度が得られる
3 歯肉溝滲出液中に高濃度で移行する
4 良好な組織移行性がある
5 炎症部位に特異的に蓄積する
6 作用時間が持続する(徐放性がある)

❸ 歯周治療における薬物の使用時期

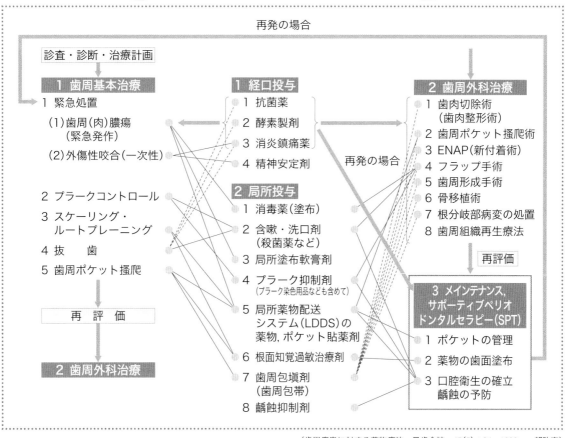

（歯周疾患に対する薬物療法，日歯会誌，45(5)：24，1992，一部改変）

④ 代表的な抗菌薬

	一般名・化学名	商品名	単位・規格	1日量	用法
ペニシリン系	アモキシシリン水和物　AMPC	サワシリンカプセル	250 mg/Cap	750〜1,000 mg	分服 3〜4
	アンピシリン水和物　ABPC	ビクシリンカプセル	250 mg/Cap	1,000〜3,000 mg	分服 4〜6
セフェム系	セフカペン ピボキシル塩酸塩水和物　CFPN-PI	フロモックス錠 100 mg	100 mg/Tab	300 mg	分服 3
リンコシン系	クリンダマイシン塩酸塩　CLDM	ダラシンカプセル	150 mg/Cap	600 mg	分服 4
ニューマクロライド系	アジスロマイシン水和物　AZM	ジスロマック錠	250 mg/Tab	500 mg	分服 1
ニューキノロン系	レボフロキサシン水和物　LVFX	クラビット錠 100 mg	100 mg/Tab	600 mg	分服 3
	オフロキサシン　OFLX	タリビット錠	100 mg/Tab	300〜600 mg	分服 2〜3
テトラサイクリン系	テトラサイクリン塩酸塩　TC	アクロマイシン V カプセル	250 mg/Cap	1,000 mg	分服 4
	ミノサイクリン塩酸塩　MINO	ミノマイシン錠 100 mg	100 mg/Tab	初回量 100〜200 mg	分服 1〜2
		ミノマイシンカプセル 100 mg	100 mg/Cap	以降、12 時間あるいは 24 時間ごとに 100 mg	

⑤ 抗菌薬に対する歯周病原細菌の感受性

歯周病原細菌	ペニシリン (P)	クリンダマイシン (C)	エリスロマイシン (E)	メトロニダゾール (Me)	テトラサイクリン (T)	ミノサイクリン (M)	最小発育阻止濃度 （μg/mL）
Actinomyces naeslundii, israelii, viscosus	S	S	S	R	S	S	P, C, E, T, M に抵抗性があるものあり
Porphyromonas gingivalis	S	S	R	S	S	S	T : 0.75　T＞P＞M＞C
Prevotella intermedia	S	S	I	S	S	S	T : 0.75, E : 2.4　T＞P＞M＞C
Fusobacterium nucleatum	S	S	R	S	S	S	T : 1.05　T＞P＞M＞C
Aggregatibacter actinomycetemcomitans	S, R	R, S	S, R	S, R	S	S	T, M : 1〜4
Capnocytophaga sputigena	S	S	I	R	S	S	T : 0.75, E : 2.4　T＞M＞P＞C

S：感受性がある　R：抵抗性がある　I：やや感受性がある

(Genco, R. J.：Antibiotics in the treatment of human periodontal diseases. *J. Periodontol.*, 52：545-558, 1981 より改変)

⑥ 歯肉炎，歯周炎部位に塗布またはポケット内に注入する代表的薬物

一般名	商品名	剤型
エピジヒドロコレステリン・テトラサイクリン塩酸塩軟膏	テトラサイクリン・プレステロン歯科用軟膏	軟膏
テトラサイクリン塩酸塩パスタ	テトラサイクリン CMC ペイスト	パスタ剤
オキシテトラサイクリン塩酸塩・ヒドロコルチゾン軟膏	テラ・コートリル軟膏（TC ペースト）	軟膏
エピジヒドロコレステリン軟膏	プレステロン	軟膏
ヒドロコルチゾン酢酸エステル ヒノキチオール・アミノ安息香酸エチル配合軟膏	ヒノポロン	軟膏

⑦ 日本で局所薬物配送システム（LDDS）に用いる代表的な薬物

一般名	商品名	形状
ミノサイクリン塩酸塩軟膏	ペリオクリン歯科用軟膏	ペースト
	ペリオフィール歯科用軟膏	ペースト

⑧ 経口投与と比較した局所薬物配送システム（LDDS）の利点

・局所（ポケット内）で高濃度かつ長時間作用させることができる（徐放性を利用）
・経口投与よりも副作用発現の危険が少ない（ただし判明している場合は使用しない）

⑨ 局所薬物配送システム(LDDS)の歯周ポケット内での長時間の有効性

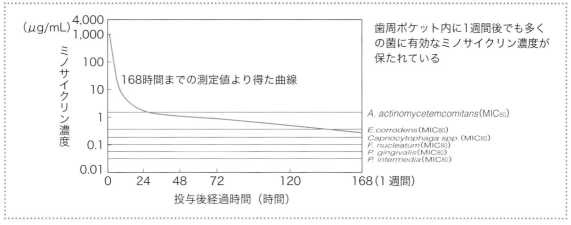

歯周ポケット内に1週間後でも多くの菌に有効なミノサイクリン濃度が保たれている

(里見綾子 ほか：日歯周誌, 29(3)：937, 1987／石川 烈 ほか：日歯保誌, 31(2)：636, 1988)

⑩ 含嗽(洗口)や消毒に用いる薬物

分　類	薬品名	一　般　名	組成・用法
局所消毒薬	過酸化水素	オキシドール	3%H_2O_2
	ヨウ素製剤	ヨード・グリセリン	ヨウ素(10%)，ヨウ化カリウム(8%)，グリセリン
		ヨードチンキ	ヨウ素(3%)，ヨウ化カリウム(2%)，エタノール
	ヨードホルム	ポビドンヨード	ポビドンヨード(10%)
	塩素化合物	クロラミン	クロラミン(1%)
	色素剤	アクリノール水和物	アクリノール水和物(0.1%)
	界面活性剤(陽性石ケン)	ベンザルコニウム塩化物	0.005〜0.025%
		ベンゼトニウム塩化物	0.005〜0.025%
洗口剤(含嗽剤)	ヨードホルム	ポビドンヨード	ポビドンヨード 7%
	アズレン	アズレンスルホン酸ナトリウム	アズレンスルホン酸ナトリウム(0.4%)
	フェノール剤	フェノール，チモールなど	
	界面活性剤	ベンゼトニウム塩化物	ベンゼトニウム塩化物 0.2%(10〜50倍希釈)
		塩化セチルピリジニウム(CPC)	
	クロルヘキシジン*	クロルヘキシジングルコン酸塩	クロルヘキシジングルコン酸塩(0.1〜0.2%)

＊日本では，さらに低濃度(0.01%)で，含嗽にのみ使用．長期使用で歯面の着色が生じる

⑪ 象牙質知覚過敏症に用いる薬物

一　般　名	含　有　量	使　用　法	欠　点
硝酸銀	10〜40%	塗布	歯面の着色，歯肉の腐蝕
フッ化ナトリウム	1〜2%	塗布，イオン導入	
クロル亜鉛	10〜50%	塗布，イオン導入	歯肉の腐蝕
フッ化アンモニア銀	30%フッ化銀	塗布	歯面の着色
塩化ストロンチウム	10%配合歯磨剤，25%パスタ	歯磨剤	長期使用
接着性セメント	カルボキシレートセメント，グラスアイオノマーセメント	被覆	
硝酸カリウム	5%配合歯磨剤	歯磨剤	長期使用

**学習の
ポイント**

　歯周病患者では，歯の位置移動が生じている場合が多い．矯正治療により改善をはかることもあるが，その場合，歯周組織の炎症が消失または最少限になっていること，歯を支持する歯周組織の残存量などに十分留意して治療計画を立案する．

**本項目の
ポイント**

1　歯の移動により，歯と歯周組織との位置関係をできる限り改善させ，プラークコントロールに有利な環境と外傷性咬合が加わらない状態にすることが目的である．そのためには矯正移動前に，できる限り炎症の原因となるプラークや歯石を除去し，歯周組織局所の炎症をコントロールしておく必要がある．
2　時期としては，部分的な移動（いわゆる MTM）の場合は歯周基本治療の際であるが，本格的な矯正は，歯周基本治療または歯周外科治療後の再評価時で，歯周組織の改善が確認されたあとが適切である．

ここを
チェック!!

　歯周炎の患者では，歯周組織に炎症があり，支持歯周組織も失っているため，すでに歯の動揺がある．**歯周病の治療**をせず，炎症を残したまま矯正力を加えることは絶対禁忌である．

❶ 歯周病患者への矯正治療の意義と目的

1　歯と歯肉，歯槽骨との位置関係を改善し，プラークコントロールに有利な環境を提供する
2　外傷性咬合を除去するため，歯への側方圧を軽減，できるだけ歯軸方向への咬合圧の伝達をはかる
3　歯冠歯根比を改善する
4　歯周病で移動した歯の状態をもとに戻す
5　歯の移動により，その後の歯周補綴，インプラント治療を容易にする

Note

32　口腔機能回復治療

歯周治療がすすみ，再評価の結果，メインテナンスもしくはSPT(サポーティブ
ペリオドンタルセラピー)へと移行する前に，症例に応じて歯周病によって失わ
れた機能を回復するために口腔機能回復治療(oral rehabilitation)を行う．

**本項目の
ポイント**

1　歯周基本治療や歯周外科治療後の再評価の結果，歯周組織の状態に改善が認
められた場合，咬合や咀嚼機能回復，審美性改善を目的として，口腔機能回復
治療が行われる．これには，咬合治療，修復・補綴治療，歯周補綴，歯周-矯正
治療，インプラント治療などが含まれる．

2　そのなかの歯周補綴は，歯冠修復，欠損補綴による永久固定(最終固定)であ
り，設計に際しては，プラークが付着しにくく，清掃性の高い形態，歯に対し
有害な側方力，負担荷重とならない形態を有するように考慮する．

3　その際，暫間固定による改善状態の確認や，暫間固定装置としてレジン冠な
どでプロビジョナルレストレーションを行った期間にプラークコントロールに
有利なように修正してきた歯冠形態などを参考にする．

4　永久固定にも，**固定式**と**可撤式**の固定装置がある．

ここを
チェック!!

永久固定装置の種類によっては，プラークのリテンションファクター(付着因
子)をつくりやすい形態をもつものがあるので，それぞれの特徴に応じた**プラーク
コントロール**の方法を再度指導する必要がある．

① 歯周補綴の定義と目的

　進行した歯周病の治療で，残存歯を維持，機能させるために，永久固定のために必要な歯冠修復と欠損部補綴で，連結冠，ブリッジおよび最終義歯などを作製する

1. 咀嚼機能回復と咬合負担の軽減
2. 審美性，発音に対する配慮
3. 清掃性に優れた形態の付与

② 永久固定の種類と特徴，利点・欠点

分	類		利　　　点	欠　　　点
外側性固定	可撤式装置[*1]	テレスコープ冠 スウィングロック[*3]	・清掃性に優れ，強い維持と支持が得られる ・アタッチメントが歯頸部に位置しているため，側方圧の影響を受けにくい ・粘膜負担なので，歯の負担が軽い	・技術的に調整が困難 ・固定力が弱く，審美性が劣る
		連続鉤[*3] バーアタッチメント	・歯質削除量が少ない ・違和感が少ないので，少数残存歯に応用できる	・清掃性・審美性が劣る ・清掃性が劣る
	固定式装置[*2]	連続冠 3/4冠 接着性レジン	・保持力が強く，審美性に優れる ・歯質削除量が少なく，審美性に優れる ・歯質削除は行わない	・歯質削除量が大きい ・歯への負担が比較的大きい ・保持力・固定力が弱い
内側性固定	固定式装置	数歯にわたるインレー	・歯質削除量が少ない	・冠にくらべて保持力が劣る

[*1] 固定式は一般に，異物感が少ないが，多数歯には応用しにくい．また，修理がむずかしい
[*2] 可撤式は，歯への負担が少なく，多数歯に応用しやすい．また，修理しやすいが，固定力が弱いものが多い
[*3] 現在ではあまり行われていない

33　メインテナンス治療と SPT

　メインテナンス治療は，歯周治療の１つであり，歯周基本治療や歯周外科治療後の歯周組織の状態を，維持，管理するために行われる．近年，サポーティブペリオドンタルセラピー(SPT，歯周病安定期治療)という用語が定着し，より積極的に再発が考えられる状態を監視し，再発が生じた場合には，再度の積極的治療により介入する考え方になってきている(p.68〜69 参照)．これらは，歯周病の重傷化予防においても重要な概念である．

1　歯周病は，プラークを直接的な原因(主因)とする炎症性疾患である．そのため歯周治療後は炎症の消退に基づく治癒が得られる．よって歯周組織の健康を長期間維持し，再発を防ぐためには，歯周病のメインテナンス治療が不可欠であり，患者自身がプラークを歯周組織から日常的に排除する必要がある．よって歯科医師，歯科衛生士は，メインテナンス治療時に，患者に対し繰り返しモチベーションの向上，歯周病の原因およびそのほかの歯周病の危険因子に関するさまざまな情報提供を行い，プラークコントロールの状況を確認するとともに，その後の患者自身の毎日の口腔内管理(セルフケア)の指導を行う．コンプライアンス(患者との信頼関係，患者の協力)の程度もチェックする．

2　間隔は１〜３か月もしくは６か月に１回程度と，患者の状態により期間を変更する．

3　SPT は，メインテナンス治療の考え方を一歩すすめたもので，①歯周病再発の予防，②再発または新たな疾患発症部位の早期発見・早期治療，③良好な歯周組織環境の長期にわたる維持を目的とする．

4　メインテナンスと SPT の差異は，メインテナンスはすべての部位で PPD 4 mm 未満で BOP が−の場合に治癒として移行し，SPT は PPD 4 mm 以上の部位が一部残存し，BOP は−を示しており，症状に不安がある場合，病状安定として移行する(p.69 参照)．

5　各時期に professional tooth cleaning(PTC)，すなわち歯科医師や歯科衛生士による歯面清掃として PMTC(機械(物理)的歯面清掃)と，PCTC(化学的歯面清掃で歯面を滑沢にすることによるプラークが付着しにくい環境づくりと，フッ化物などによる歯質の強化)を行う．

6　さらに現在の患者がおかれているさまざまな環境を聴取し，口腔内およびリスクファクターなどを把握し，生活習慣の改善指導などの対策を講じる必要がある．

**ここを
チェック!!**

　メインテナンス治療と SPT を明確に区別して使用することはむずかしいが，基本的考えとしては，治癒がメインテナンス治療，病状安定が歯周病安定期治療としての SPT である．いずれにしても歯科医師は，かかりつけ歯科医師として，歯周病治療後の患者に対して，**永続的な患者自身の歯周組織の管理状態に配慮**する．これが歯周病の重傷化を予防し，歯の喪失や歯周組織破壊を防ぎ，咀嚼能力の長期間の維持と Quality of Life(QOL)の向上につながり，さらに健康寿命の延伸を可能にする．

① メインテナンスとサポーティブペリオドンタルセラピー（SPT）の目的

1 動機づけの維持……………………………………プラークコントロールの状態維持
2 コンプライアンス（患者の協力度）の維持……………患者教育の継続
3 アタッチメントレベルの維持，ポケットの管理……歯周組織検査（早期発見）
　　　　　　　　　　　　　　　　　　　　　　　　　再治療の実施（早期治療）
　　　　　　　　　　　　　　　　　　　　　　　　　PTC（PMTC/PCTC）の実施

4 歯肉縁下の歯周病原性細菌叢の抑制
5 齲蝕予防と，齲蝕の早期発見，早期治療
6 修復物，補綴物の管理
7 全身の健康状態の評価
8 生活習慣の確認

② メインテナンスとサポーティブペリオドンタルセラピー（SPT）の間隔の決定要素

1 プラークコントロールの状態…コンプライアンスのレベル
　　　　　　　　　　　　　　　プラークコントロールへの理解度とその技術
2 歯周組織の抵抗性………………歯周ポケットや根分岐部病変の残存状態
　　　　　　　　　　　　　　　歯周組織の残存量（付着歯肉，歯槽骨量など）
3 リスクファクターの有無………糖尿病などの全身疾患
　　　　　　　　　　　　　　　喫煙習慣
　　　　　　　　　　　　　　　ブラキシズムなどの異常咬合習癖
　　　　　　　　　　　　　　　プラーク付着因子の有無
　　　　　　　　　　　　　　　プラーク細菌の病原性
4 齲蝕活動性の高さ
5 修復物や補綴物の量や複雑さ
6 患者の性格
7 患者の職業，ライフスタイル

③ メインテナンス不良の場合の対応方法

ポケット再発への対策
1 ポケット再発の早期検知……プロービングの値と出血（BOP）
2 原因の究明とその除去………口腔清掃の再指導
　　　　　　　　　　　　　　　リコール間隔の短縮
　　　　　　　　　　　　　　　スケーリング・ルートプレーニング
　　　　　　　　　　　　　　　歯周外科治療
　　　　　　　　　　　　　　　抗菌薬の局所投与（局所薬物配送システム，LDDS）
　　　　　　　　　　　　　　　抜歯
　　　　　　　　　　　　　　　プラークリテンションファクターの除去
　　　　　　　　　　　　　　　全身疾患の治療
　　　　　　　　　　　　　　　生活習慣の聴取（とくに食生活や喫煙）
3 生活習慣の改善

学習の
ポイント

　近年，歯周治療にも歯科用レーザーが使用されるようになってきた．歯石除去や歯周ポケットへの対応，歯周外科治療時の切開などで活用されているが，各種のレーザーの特性や安全な使用方法など，十分に理解すべき点を学習する．

本項目の
ポイント

1　LASER(Light amplification by stimulated emission of radiation，以下レーザー)光は人工的に作り出した光で，強力なエネルギーを狭い範囲に集中させることができ，熱エネルギーにより組織を蒸散できる．また低出力で組織賦活作用に応用することもできる．

2　歯科でおもに利用されているレーザーは4種類である．

3　炭酸ガス(CO_2)レーザー(波長 10.6 μm)は，軟組織の蒸散による止血効果に優れているとともに，軟組織の切開などにも使用される．

4　ネオジウム・ヤグ(Nd：YAG)レーザー(波長 1.064 μm)も軟組織の蒸散による止血や軟組織の切開などに使用される．また水への吸収が少なく，組織の深部に影響が及ぶ．歯周ポケットの蒸散，フラップ手術などに使用される．

5　エルビウム・ヤグ(Er：YAG)レーザー(波長 2.94 μm)は，水への吸収性が高く，軟組織，硬組織の蒸散能力に優れている．齲蝕の除去，歯石の除去，歯周ポケットの軟組織の蒸散やフラップ手術，インプラント周囲炎の治療に応用されている．

6　半導体レーザー(波長 0.7〜0.98 μm)は組織深達性に優れ，また切開，止血，などに使用される．上記のように高出力で使用する場合と，疼痛緩和や創傷治癒促進のために低出力で使用する場合がある．

7　レーザー機器の使用には安全管理が重要である．患者，術者，補助者の保護めがねの着用や使用方法の遵守，使用時には管理区画の確保を行う．

ここを
チェック!!

　歯科用レーザーの種類やそれぞれの特性を理解するとともに，それにより歯科治療での用途が変化することに注意する．

① レーザー光の媒質とその特性

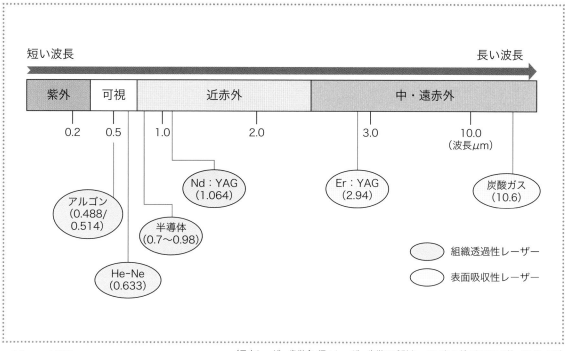

1.0 μm＝1,000 nm

（日本レーザー歯学会 編：レーザー歯学の手引き，デンタルダイヤモンド社，2015 より）

② 歯科領域で使用されているおもなレーザーの種類と特徴

種　類	波　長	特　性
アルゴンレーザー	0.514 μm（可視光域）	気体レーザー，ファイバー導光が可能
半導体レーザー	0.7～0.98 μm（近赤外域）	発振物質により波長域が異なる 生体組織透過性が高い（水に吸収されず） 軟組織処置，鎮痛効果，生体刺激効果 ファイバー導光が可能
Nd：YAG レーザー	1.064 μm（近赤外域）	固体レーザー 生体組織透過性が高い（水に吸収されず） 軟組織処置，黒色色素に吸収性が高い ファイバー導光が可能
Er：YAG レーザー	2.94 μm（中・遠赤外域）	固体レーザー 水への吸収性が非常に高い（組織透過性なし） 硬組織および軟組織の蒸散が可能 ファイバー導光が可能
CO_2レーザー	10.6 μm（中・遠赤外域）	気体レーザー 水への吸収性が高い（組織透過性が低い） 軟組織処置，ファイバー導光が可能

③ レーザーの種類別効果分類

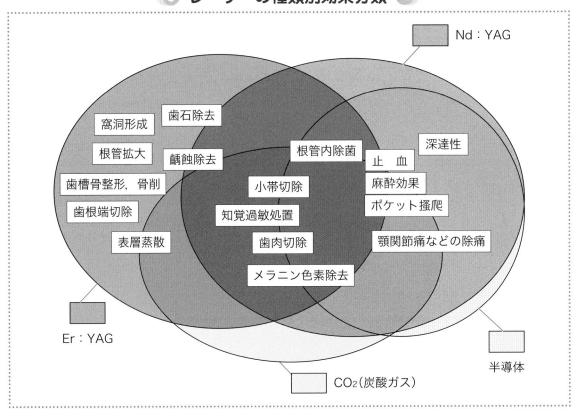

Nd：YAG

窩洞形成
歯石除去
根管拡大
齲蝕除去
歯槽骨整形，骨削
歯根端切除
表層蒸散

根管内除菌
止　血
深達性
麻酔効果
ポケット掻爬
顎関節痛などの除痛

小帯切除
知覚過敏処置
歯肉切除
メラニン色素除去

Er：YAG

CO₂（炭酸ガス）

半導体

④ Er：YAG レーザー

	歯周疾患	軟組織疾患
効　果	切開，蒸散	切開，止血，凝固，蒸散
適　応	・歯周ポケットへの照射 ・歯石除去 ・歯肉整形 ・ポケット掻爬 ・フラップ手術	・歯肉切開・切除 ・口内炎の凝固層形成 ・小帯切除 ・色素沈着除去

歯石除去

歯肉切開・切除

（株式会社モリタ　Erwin AdvErL EVO 製品カタログを改変）

⑤ レーザーの生体への効果

治療を目的とする組織にレーザー照射を行う際，波長，出力などの違いにより，組織表面や内部に与える影響が異なる

高反応レベルレーザー治療(HLLT)
HLLT：High reactive Level Laser Therapy

細胞生存閾値を超えた不可逆的な反応(光生物学的破壊反応)を生じるレーザー強度を応用した治療

低反応レベルレーザー治療(LLLT)
LLLT：Low reactive Level Laser Therapy

細胞生存閾値内での可逆的な反応(光生物学的活性化反応)を生じるレーザー強度を応用した治療

⑥ レーザーによる歯周治療

高反応レベルレーザーによる歯周治療：HLLT

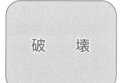

破　壊

・歯肉整形
・小帯切除
・歯肉の色素沈着
・フラップ手術時の不良肉芽組織の除去
・歯周ポケット内の殺菌
　(歯石除去，根面の内毒素除去を含む)

低反応レベルレーザーによる歯周治療：LLLT

活　性　化

・疼痛緩解
・血流の改善・促進
・抗炎症
・術後の創傷治癒促進

35　インプラント治療と周囲組織

インプラント治療は，歯を失った顎骨に，いわゆる人工歯根（インプラント体またはフィクスチャー）を埋め込み，それにつなげた上部構造により，歯の機能を代替させようとする試みである．周囲構造の歯周組織との差異，術式などについて理解する．

1　インプラント体は，歯槽骨とオッセオインテグレーション（骨性結合）またはバイオインテグレーション（生化学的結合）することにより，顎骨内に支持される．よって歯周組織のように歯根膜構造はもたない．

2　材質は，純チタンまたはその表面にハイドロキシアパタイトなどがプラズマコーティングされたものであり，骨性癒着にとって有利な材質となっている．

3　インプラント体と歯肉との接着は上皮性のものである．結合組織は付着しない．

4　埋入術式には，1回法と2回法とがある．

　1回法：抜歯またはインプラントの埋入術式を行う当日に，インプラント体を埋め込むとともに，上部構造連結の準備を行う方法．

　2回法：最初にインプラント体を埋入したのちに歯肉弁で埋入部をおおい，インプラント体を静置することでオッセオインテグレーションの期間を設け，そのあと歯肉弁を開いて上部構造を連結する方法．

5　インプラント治療後もプラークコントロールが十分でないと，インプラント周囲粘膜炎：peri-implant mucositis（歯肉炎に相当），インプラント周囲炎：peri-implantitis（歯周炎に相当）とよばれる状態が，歯周病と同じような発症機序で起こり，ポケット形成，歯槽骨吸収などが生じる．初期の段階では動揺はないが，重度に進行したケースではインプラント体が動揺することになる．よってメインテナンスは不可欠である．

6　インプラント周囲粘膜炎やインプラント周囲炎の治療では，プラークコントロールと歯肉縁下のデブライドメント（付着物の除去）が基本となるが，歯槽骨吸収によりフィクスチャーの露出が生じている場合など治療は困難である．

ここを
チェック!!

1回法としての，抜歯直後のインプラントの即時埋入は，抜歯による周囲の歯槽骨吸収反応を最低限にできるとされている．しかし予後に関しては，2回法のほうが長期にわたる症例が多い．インプラント治療は，解剖学的に制約が多く，顎骨も比較的やわらかい上顎に比較して，骨密度がより緻密な下顎のほうが成功率が高い．**術後のメインテンスの重要性**も，歯周治療の場合と同等である．

① インプラント埋入後の各組織の位置関係

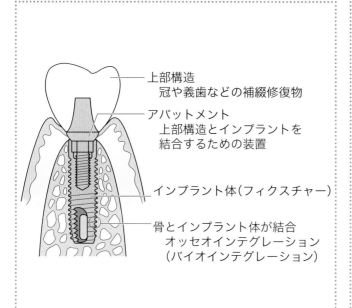

- 上部構造
  冠や義歯などの補綴修復物
- アバットメント
  上部構造とインプラントを
  結合するための装置
- インプラント体（フィクスチャー）
- 骨とインプラント体が結合
  オッセオインテグレーション
  （バイオインテグレーション）

② インプラント埋入術式

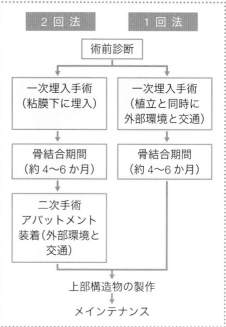

2回法	1回法

術前診断

一次埋入手術 （粘膜下に埋入）	一次埋入手術 （植立と同時に 外部環境と交通）
骨結合期間 （約4〜6か月）	骨結合期間 （約4〜6か月）
二次手術 アバットメント 装着（外部環境と 交通）	

上部構造物の製作

メインテナンス

③ 歯周組織とインプラント周囲組織との違い

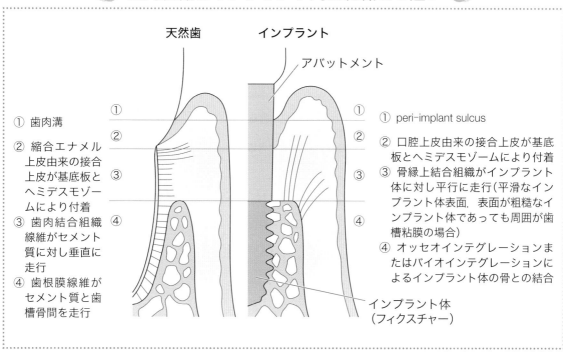

天然歯　　　インプラント

アバットメント

① 歯肉溝

② 縮合エナメル
上皮由来の接合
上皮が基底板と
ヘミデスモゾー
ムにより付着

③ 歯肉結合組織
線維がセメント
質に対し垂直に
走行

④ 歯根膜線維が
セメント質と歯
槽骨間を走行

① peri-implant sulcus

② 口腔上皮由来の接合上皮が基底
板とヘミデスモゾームにより付着

③ 骨縁上結合組織がインプラント
体に対し平行に走行（平滑なイン
プラント体表面．表面が粗糙なイ
ンプラント体であっても周囲が歯
槽粘膜の場合）

④ オッセオインテグレーションま
たはバイオインテグレーションに
よるインプラント体の骨との結合

インプラント体
（フィクスチャー）

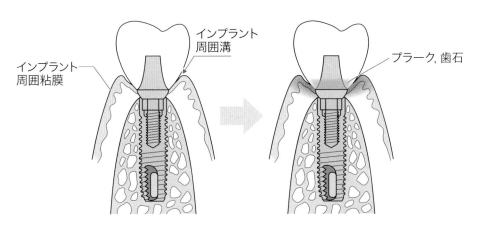

正常なインプラント周囲組織

インプラント周囲粘膜炎
・歯肉炎に相当
・歯肉や周囲粘膜の発赤・腫脹

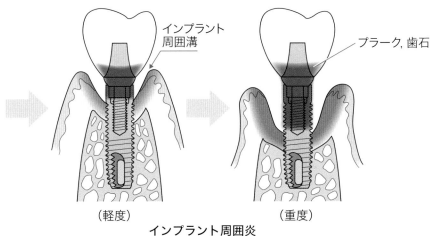

（軽度）　　　　　　　　（重度）

インプラント周囲炎

・歯周炎に相当
・カップリング状(すり鉢状)の骨吸収がみられる
・炎症層の範囲がやや骨に近接している
・通常動揺はないが, インプラント体全周に骨吸収が生じると
　動揺が生じることもある

Note

歯科医師国家試験出題基準対照表　（平成30年版）

大項目		中項目		小項目　（備考）	ページ
4	予防と健康管理・増進	ウ	予防手段	c	口腔清掃	80-84
		エ	口腔健康管理	a	口腔衛生管理のための口腔ケア	80-84
5	人体の正常構造・機能	ア	全身・口腔の構造と機能	d	組織（上皮組織，結合〈支持〉組織（血液を含む），筋組織，神経組織）	2-11
				f	免疫（免疫担当細胞，自然免疫，体液性免疫，細胞性免疫，粘膜免疫）	14-19
		イ	全身・口腔の生態系	a	常在微生物叢	18-20
				b	微生物の構造・一般性状	18-20
				c	プラーク〈口腔バイオフィルム〉	18-25
6	人体の発生・成長・発達・加齢	ウ	口腔・顎顔面の成長・発育	a	歯・歯列の発育（発育時期，萌出時期・順序，歯の脱落・交換時期，歯齢）	10，11
		エ	加齢，老化	a	細胞・組織・臓器の加齢現象（歯および口腔を含む）	42
7	主要な疾患と障害の病因・病態	ア	疾病の概念	d	炎　症	14-17
				e	感　染　症	18-25
		イ	口腔・顎顔面領域の疾患と障害の概念	c	歯周疾患	22-24，28-41，58-61
				d	不正咬合	48，49
8	主要な症候	イ	口腔・顎顔面領域の症候	d	歯周組織の症候	28-39，44-53
		ウ	全身的疾患に関連する口腔・顎顔面領域の症候	c	急性白血病に伴う症候（歯肉出血など）	35
				d	後天性免疫不全症候群〈AIDS〉に伴う症候（カンジダ症，歯周疾患，毛状〈様〉白板症など）	37
				h	糖尿病に伴う症候（口腔乾燥，歯周疾患など）	38
		エ	薬物に関連する口腔・顎顔面領域の症候	a	歯の変色，歯肉肥大〈歯肉増殖〉，多形〔滲出性〕紅斑，抗腫瘍薬による口内炎，菌交代現象〈菌交代症〉に伴う症候，顎骨壊死，唾液分泌量減少・増加，味覚異常	34
9	診察の基本	イ	基本手技	a	視診，触診，打診，聴診	72-76
		ウ	医療面接	a	意義，目的（医療情報の収集・提供，患者歯科医師関係の確立，患者の指導，動機付け，治療への参加）	68-70
		キ	歯・歯周組織の診察	c	歯周組織の症状	28，29
10	検査・臨床判断の基本	ア	意義と目標	a	診　断	61-76，118-121
				b	治療効果の判定，治療経過の評価	61-76，118-121
				c	スクリーニング，医療情報の収集	61-76，118-121
		オ	口腔・顎顔面の検査	b	歯周組織の検査	48，49，61-76，118-121
		カ	画像検査	d	エックス線撮影（口内法，パノラマエックス線検査）	31，33，36，37，46，76

大項目	中項目	小項目　（備考）	ページ
12 治療の基礎・基本手技	ク　膿瘍の処置	a　穿刺，切開，ドレナージ	78，79
	ケ　歯・歯周組織に対する基本的処置	a　抜　歯	56，57
		d　歯周治療	68-70
		f　不正咬合の治療	48-51
	コ　薬物療法	a　薬理作用（薬力学，主作用および副作用を含む）	130-133
		b　薬物動態	130-133
		c　薬物投与（連用および併用を含む）	130-133
	ス　患者管理の基本	a　口腔環境の評価（口腔清掃状態，補綴装置の清掃状態，残存歯の状態，口腔粘膜の状態，咬合状態，補綴装置の適合状態，顎堤の状態，唾液，味覚）	68-76，118-121
	セ　歯科材料・機器	j　口腔インプラント・口腔外科・歯周治療用材料	107，127-129

● 歯科医学総論 ●

総論 I　保健・医療と健康増進

大項目	中項目	小項目　（備考）	ページ
1 健康の保持・増進と社会保障の仕組み	イ　口腔と全身の健康増進	b　歯への沈着物	22-25
		c　健康診断，口腔の診察・検査，スクリーニング検査（備考：歯科疾患のリスク評価）	61-76，118-121
		e　禁煙指導・支援	27，38
6 疫学と調査	ア　疫学とその応用	a　疫学の概念	58-67
		b　疫学指標	58-67
		c　統計解析	58-67
		d　因果関係の成立	58-67
	ウ　口腔疾患の疫学要因	b　歯周疾患の疫学要因	58-67

総論 II　正常構造と機能，発生，成長，発達，加齢

大項目	中項目	小項目　（備考）	ページ
3 免　疫	イ　抗原処理と抗原提示		14-19
	ウ　自然免疫		14-19
	エ　獲得免疫	a　体液性免疫	14-19
		b　細胞性免疫	14-19
5 歯と歯周組織の構造	イ　組織と性状	b　歯周組織	2-9
7 口腔の生態系	ア　常在微生物叢		20-25
	イ　プラーク〈口腔バイオフィルム〉		20-25
8 人体の成長・発達・加齢	エ　加齢・老化による口腔・顎顔面の変化	a　器質的変化	42
		b　機能的変化	42
9 口腔・顎顔面の発生・成長・発育	イ　歯・歯周組織の形成と歯の萌出	c　歯周組織形成	10，11

総論III 病因, 病態

大項目	中項目	小項目 （備考）	ページ
1 病因, 病態	ウ 修復と再生	c 再　生	124-129
		d 創傷治癒	114-117
	オ 炎　症	a 概　念	14-20
		b 病　因	14-20
		c 分類と病態	14-20
		d 炎症に関与する細胞	14-20
	カ 感染症	a 概　念	18-20
		b 病原微生物	18-20
		c 感染症	18-20
	キ 免疫異常	b 免疫不全	37
		c 自己免疫疾患	34
2 口腔・顎顔面領域の疾患の病因・病態	ア 主な病因・病態	b 歯・歯周組織の疾患	12, 13, 28-39, 44-53

総論IV 主要症候

大項目	中項目	小項目 （備考）	ページ
2 口腔・顎顔面の症候	イ 歯周組織		2-9
	ケ 口腔機能障害	（備考：開口・閉口障害, 咀嚼障害, 摂食嚥下障害, 発声・構音・発語障害, 味覚障害, 感覚障害, 口腔乾燥）	31

総論V 診　察

大項目	中項目	小項目 （備考）	ページ
6 全身疾患を有する者への対応	ア 留意すべき疾患	a 呼吸器疾患 （備考：肺炎, 慢性閉塞性肺疾患〈COPD〉, 喘息など）	40, 41
		b 循環器疾患 （備考：高血圧症, 心疾患, 脳血管疾患など）	40, 41
		h 内分泌・代謝疾患 （備考：糖尿病, 脂質異常症など）	38, 40, 41

総論VI 検　査

大項目	中項目	小項目 （備考）	ページ
1 口腔検査, 顎口腔機能検査	ア 口腔検査	c 歯周組織検査 （備考：口腔清掃状態の検査を含む）	46, 47, 52, 53, 61-76, 118-121
		f 口臭検査	54, 55
2 画像検査	エ エックス線単純撮影	b 口内法エックス線検査	46, 76
		c パノラマエックス線検査	46, 76
	コ 画像の鑑別診断	a 正常画像と主要疾患画像	28-39

各論III　顎・口腔領域の疾患

	大項目		中項目		小項目　（備考）	ページ
1	主として軟組織に関連する疾患の病態・診断・治療	ク	口腔粘膜疾患の病態・診断・治療	h	壊死性潰瘍性歯肉口内炎，壊疽性口内炎	37
4	主として全身に関連する疾患の病態・診断・治療	ス	全身管理に留意すべき疾患・状態	k	妊　　娠	32
5	顎・口腔領域の疾患の予防	ア	生活習慣指導	e	口臭の予防	54，55
				h	口腔粘膜疾患の予防　（備考：禁煙指導・支援）	27，38

各論IV　歯質・歯・顎顔面欠損と機能障害

	大項目		中項目		小項目　（備考）	ページ
6	インプラント義歯による治療	イ	臨床操作	a	インプラント埋入手術(一次手術)　（備考：一回法，二回法，コンピュータ支援手術，骨造成(骨増生)などの付随手術）	144-146
				b	オッセオインテグレーションの獲得　（備考：初期固定(一次固定)，生物学的固定(二次固定)）	144-146
				c	二次手術	144-146
8	指導と管理	ア	口腔衛生指導		（備考：禁煙指導・支援，インプラント一次手術前の指導と管理を含む）	27，38，80-84，144-146
		オ	リコールとメインテナンス	a	ホームケア，プロフェッショナルケア	138，139

各論V　高齢者等に関連した疾患・病態・予防ならびに歯科診療

	大項目		中項目		小項目　（備考）	ページ
1	高齢者等の歯科診療で注意すべき疾患・病態・症候	エ	誤嚥性肺炎	a	呼吸器疾患	40，41
2	老化による口腔・顎顔面領域の症候	イ	形態的変化	b	歯槽骨，顎骨	42
				c	口腔粘膜，舌，唾液腺　（備考：口腔乾燥）	31，42
5	高齢者等に関連した歯科診療	ア	歯および歯周疾患への対応			42

本書（第 6 版第 1 刷）の発行後の正誤や歯科医師国家試験
出題基準対照表の更新などがございましたら，
右の QR コードのサイトよりお知らせいたします．

執筆者

ぬ ま べ   ゆき ひろ
沼 部 幸 博

日本歯科大学 生命歯学部 歯周病学講座教授

歯周病学サイドリーダー　第6版

2001 年 1 月 10 日　第 1 版第 1 刷発行
2004 年 8 月 30 日　第 2 版第 1 刷発行
2008 年 7 月 10 日　第 3 版第 1 刷発行(改訂新版)
2010 年 6 月 10 日　第 4 版第 1 刷発行
2012 年 7 月 1 日　第 4 版第 2 刷発行
2016 年 12 月 1 日　第 5 版第 1 刷発行
2020 年 10 月 1 日　第 6 版第 1 刷発行

　　　　　　　　　　　　　　　　　　ぬ ま べ　ゆき ひろ
著　　者　沼部　幸博
発 行 者　木村　勝子
発 行 所　株式会社 学建書院
〒113-0033　東京都文京区本郷 2-13-13　本郷七番館 1F
TEL（03）3816-3888
FAX（03）3814-6679
http://www.gakkenshoin.co.jp
印刷製本　三報社印刷㈱

ISBN978-4-7624-5146-1

学建書院の国試対策書
授業の復習や学内試験・国家試験まで